TRAITÉ PRATIQUE D'HYPNOTISME & DE SUGGESTION THÉRAPEUTIQUES

PROCÉDÉS D'HYPNOTISATION

simples, rapides, inoffensifs

A L'USAGE

DES MÉDECINS, PHARMACIENS, PROFESSEURS, INSTITUTEURS ET DES GENS DU MONDE

PAR

M. Géraud BONNET

Docteur en médecine de la Faculté de Paris
Licencié ès-sciences mathématiques et ès-sciences physiques
Ancien admissible à l'École Polytechnique
Officier d'Académie
Médecin-praticien à Oran et Sidi-bel-Abbès (Algérie)

DEUXIÈME ÉDITION

PARIS
LIBRAIRIE MÉDICALE ET SCIENTIFIQUE
JULES ROUSSET
1, Rue Casimir-Delavigne et 12, Rue Monsieur-le-Prince
Anciennement 36, Rue Serpente
1907

TRAITÉ PRATIQUE

D'HYPNOTISME & DE SUGGESTION

THÉRAPEUTIQUES

DU MÊME AUTEUR

De l'Influence mécanique que la respiration exerce sur la circulation en général et sur le cœur en particulier.

(Non mis en vente. — Epuisé en hommages faits par l'auteur)

LIBRAIRIE Jules ROUSSET

1, RUE CASIMIR-DELAVIGNE ET 12, RUE MONSIEUR-LE-PRINCE

PARIS

I. — **Transmission de Pensée.**
PRÉFACE DE L'AUTEUR

1 volume in-18. — 296 pages. — Prix : **3** fr. **50**.

II. — **Le Mal de Mer. — Ses causes, moyens de l'éviter, moyens de le combattre.**

1 brochure de 36 pages. — Prix : **1** fr.

EN PRÉPARATION :

LES MERVEILLES DE L'HYPNOTISME

TRAITÉ PRATIQUE
D'HYPNOTISME & DE SUGGESTION
THÉRAPEUTIQUES

PROCÉDÉS D'HYPNOTISATION

simples, rapides, inoffensifs

A L'USAGE

DES MÉDECINS, PHARMACIENS, PROFESSEURS, INSTITUTEURS
ET DES GENS DU MONDE

PAR

M. Géraud BONNET
Docteur en médecine de la Faculté de Paris
Licencié ès-sciences mathématiques et ès-sciences physiques
Ancien admissible a l'École Polytechnique
Officier d'Académie
Médecin-praticien à Oran et Sidi-bel-Abbès (Algérie)

DEUXIÈME ÉDITION

PARIS
LIBRAIRIE MÉDICALE ET SCIENTIFIQUE
JULES ROUSSET
1, Rue Casimir-Delavigne et 12, Rue Monsieur-le-Prince
Anciennement 36, Rue Serpente
1907

AVANT-PROPOS

Depuis quelques années, les nouveaux ouvrages de thérapeutique médicale signalent, pour quelques maladies, l'hystérie, l'incontinence d'urine et autres, les avantages de la suggestion, soit à l'état de veille, soit à l'état hypnotique.

Or, la majorité des praticiens ignore le moyen de produire ou de reconnaître l'état hypnotique et la manière dont la suggestion doit être appliquée.

Les procédés des anciens magnétiseurs, ceux plus récents des hypnotiseurs, présentent, dans la pratique, des difficultés souvent insurmontables.

L'ouvrage qui fait autorité en ces matières est celui du professeur Bernheim, de Nancy ; mais il a le tort d'être trop exclusif et de tout rapporter à la suggestion. Le procédé d'hypnotisation par suggestion verbale qui s'y trouve décrit ne convient pas à tous les sujets et tous les opérateurs ne sont pas aptes à l'employer.

Avec les procédés et la marche à suivre que

j'indique, tout le monde peut hypnotiser et suggérer ; on peut, en quelques minutes, reconnaître *l'état de suggestibilité* d'un sujet quelconque et décider s'il est hypnotisable ou non ; et cela, même à son insu, sans lui parler de suggestion ni d'hypnotisme, de sorte que le praticien ne risque jamais d'avoir d'échec et de perdre son prestige.

Avec un peu d'habitude, on arrive à influencer les trois quarts, au moins, des malades et on peut utiliser, chez eux, la suggestion hypnotique ; chez la plupart des autres, la suggestion à l'état de veille peut avoir des résultats favorables.

Les méthodes sont applicables à toute maladie sans exception, parce que, dans toute maladie, il y a un élément psychique sur lequel on peut avoir action ; de sorte que, si la guérison n'est pas toujours possible, on peut arriver, cependant, à améliorer certains symptômes.

Beaucoup de maladies, surtout morales, sont dues à des auto-suggestions personnelles ou à des suggestions étrangères, causes que les traités de pathologie indiquent rarement et qui ne peuvent être combattues que par la suggestion et l'hypnotisme.

J'ai pratiqué la suggestion et l'hypnotisme depuis l'année 1890, mais plus spécialement dans ces dernières années ; en opérant comme je l'indique, aucun praticien n'éprouvera de difficulté.

Ce travail est un ouvrage de vulgarisation ; il ne renferme pas de théories ni d'expériences extraordinaires , mais des exemples, des observations et des conseils pratiques ; il a pour but de faciliter l'emploi de la suggestion vigile ou hypnotique dans l'exercice journalier de la médecine, avec des malades ordinaires, de toute catégorie, et non avec des exceptions.

Les procédés sont simples, rapides, inoffensifs à la portée de tous.

Après simple lecture, tout médecin pourra employer la suggestion et rendre service à des malades qui, trop souvent, s'éloignent de lui pour s'adresser à des empiriques et à des rebouteurs, au grand préjudice de sa réputation et de ses intérêts matériels.

L'ouvrage sera utile aux pharmaciens que le client a, de plus en plus, tendance à consulter avant de voir un spécialiste et qui ne peuvent guère se refuser à donner des conseils et des médicaments.

Il sera profitable aux pères de famille, aux professeurs, aux instituteurs qui apprendront à se servir de la suggestion pour corriger les défauts ou les tendances vicieuses des enfants.

Dans les campagnes, en l'absence du médecin ou à cause de son éloignement, le curé, le maître d'école, toute personne intelligente pourra rendre service à certains malades dans les cas d'urgence.

Ces sciences possèdent encore, pour beaucoup de personnes, un caractère merveilleux. Les oisifs, les voyageurs, les philosophes, les curieux y trouveront l'occasion de passer un moment agréable et, en même temps, de s'instruire.

I

PRÉLIMINAIRES

Lorsqu'on étudie avec impartialité, sans idée préconçue, avec la volonté et le désir de rechercher la vérité, la plupart des ouvrages qui traitent du magnétisme animal, de la suggestion et de l'hypnotisme, on arrive généralement aux conclusions suivantes : les magnétiseurs endorment leurs sujets,les hypnotiseurs en font autant, les maîtres de Nancy, de la Salpêtrière et d'ailleurs endorment leurs malades.

L'idée de sommeil domine tous les phénomènes magnétiques, hypnotiques et suggestifs. Que ce soit le sommeil provoqué ou le sommeil naturel, que ce soit un état analogue ou ayant l'apparence du sommeil,peu importe ; cette idée de sommeil, réel ou factice, prime tout, gouverne tout.

La tradition existe : pas de magnétisme sans sommeil, pas d'hypnotisme sans sommeil, pas de suggestion possible sans sommeil. Le mot hypnotisme, d'ailleurs, signifie sommeil.

Cette idée de sommeil s'est emparée de l'esprit du public qui, quoique ignorant, a cependant la prétention de vouloir tout connaître et de juger sans appel, en maître souverain ; et cette croyance au sommeil indispensable a pris des proportions démesurées ; elle se trouve universellement répandue.

Autant d'assertions, autant d'erreurs.

Sauf de très rares exceptions, le sujet hypnotisé ne dort pas ; le sujet magnétisé ne dort pas ; les successeurs de Charcot, les opérateurs de Nancy et leurs imitateurs n'endorment pas leurs sujets.

Quant au public, qui ne connaît guère que les représentations plus ou moins amusantes des professionnels de café-concert ou des hypnotiseurs de passage, il a bien vu et il sait bien que les sujets, auteurs ou objets des expériences, ne dorment pas ; mais il admet tout de même qu'ils sont réellement endormis ; on le lui dit et il le croit.

Il existe bien quelques esprits sceptiques qui n'admettent pas le sommeil : mais alors ils nient la véracité des phénomènes provoqués et supposent un compérage habilement dissimulé, parfaitement déguisé.

Ce qu'il faut admettre, ce qui est vrai, c'est l'existence d'un état particulier de l'organisme tout entier et surtout du système nerveux, état anormal, plus ou moins léger, plus ou moins profond, ordinairement physiologique, pathologique quelquefois.

Certains sujets peuvent acquérir cet état spécial par eux-mêmes, de leur propre initiative, par leur seule volonté ; mais, le plus souvent, il se développe par diverses manœuvres physiques et surtout par la suggestion verbale, opérées par une autre personne.

Cette transformation qui se produit dans l'organisme est désignée par les uns sous le nom de sommeil magnétique, par les autres sous le nom de sommeil hypnotique, selon les idées différentes admises et suivant la méthode qui a été employée pour la provoquer.

Cette transformation ne constitue pas du tout un sommeil, ni une forme analogue au sommeil.

C'est *un état de suggestibilité* pendant lequel le sujet acquiert la propriété d'accepter les suggestions qui lui sont faites et d'obéir à ces suggestions, soit immédiatement, soit par la suite, consciemment ou inconsciemment.

Cependant il y a des exceptions ; les suggestions ne sont pas toujours acceptées et réalisées, parce que toutes les fonctions naturelles du sujet, toutes ses facultés ne sont pas nécessairement suggestibles, peuvent ne pas l'être du tout ou le sont à des degrés différents.

La dénomination d'état de suggestibilité est beaucoup plus exacte que celle de sommeil sans s'appliquer pourtant à toutes les variétés qui peuvent se présenter.

Sans doute, le sommeil peut accompagner

l'état de suggestibilité ; et il en est ainsi toutes les fois que la suggestibilité est assez grande pour que le patient puisse s'endormir ou, tout au moins, prendre l'illusion du sommeil quand on lui a suggéré ou ordonné de dormir. Mais ce n'est pas une règle générale, ce n'est qu'une exception.

Le sommeil est, en effet un résultat de la suggestion ; c'est la suggestion qui provoque et gouverne l'ensemble des phénomènes. Si, pendant l'hypnotisation, pendant les manœuvres employées pour constater et accroître la suggestibilité, on ne dit pas au patient de dormir, il dormira très rarement, même dans les états les plus avancés : et cependant il sera accessible à la suggestion.

Quelquefois le sujet s'endort sans qu'on le lui ordonne, quand il est très suggestible et qu'il a, avant l'opération, l'idée bien arrêtée qu'il doit s'endormir ou qu'on l'endormira. Mais quand on commande de dormir à un sujet ordinaire, il ne dort pas forcément ; il se comporte, sans dormir, comme s'il dormait ; il semble qu'il fait effort pour obéir à l'ordre donné, qu'il emploie toute sa complaisance pour donner satisfaction à l'hypnotiseur, et même qu'il use de simulation.

Je dis : il semble et je n'affirme pas ; mais je parle d'après les apparences qu'il m'a été permis de constater.

Le fameux Donato, donnant, en Belgique, des

représentations publiques avec des sujets hypnotisés fut poursuivi devant les tribunaux parce que les expériences d'hypnotisme étaient interdites.

Trois experts, parmi lesquels le Dr Crocq, de l'Université de Bruxelles, furent désignés pour éclairer la justice : Donato prétendait que ses sujets jouaient la comédie et que ses expériences étaient simulées. « Les experts firent exécuter devant eux, par Donato, les expériences qu'il avait produites en public ; ils les répétèrent sans le secours de Donato, et ils constatèrent que les sujets étaient parfaitement éveillés pendant toute la durée de ces expériences. »

(CROCQ, *Hypnotisme scientifique*).

Donato fut acquitté et continua ses représentations.

Le Dr Crocq fait remarquer, avec juste raison, qu'il avait pu suffire à Donato, hypnotiseur de premier ordre, possédant des sujets bien entraînés, de leur suggérer que, dans l'état d'hypnotisme, ils agiraient comme à l'état normal, parlant, répondant, se mouvant et que, dès lors, fatalement les experts devaient être induits en erreur.

Le même Dr Crocq raconte qu'en 1892, un magnétiseur bordelais du nom d'Olokoff donnait à Bruxelles des représentations publiques avec un sujet, *miss Isoline*, qui n'avait pas l'air de dormir et qui, cependant, était en somnambulisme profond, puisque lui, Dr Crocq, lui a, à l'improviste, enfoncé une grosse épingle dans les chairs, sans provoquer la manifestation d'aucune douleur ; il y avait insensibilité absolue.

Le sommeil, quand il existe, n'est donc qu'un accessoire dans les manifestations hypnotiques ; l'idée du sommeil nécessaire, du sommeil indispensable est absolument inexacte et fausse et je n'hésite pas à affirmer que cette croyance a empêché jusqu'à présent et empêchera encore la diffusion et les progrès de la science et de la thérapeutique suggestives.

Le praticien isolé qui n'a jamais vu opérer, qui ne sait que d'après les livres, cherche à endormir son malade et n'y parvient pas ; il a pu obtenir un état hypnotique même profond, mais il ne le reconnaît pas parce qu'il n'y a pas sommeil ; il a pu développer la suggestibilité au maximum dont le sujet est capable, mais il ne s'en aperçoit pas parce qu'il n'y a pas sommeil ; il a appris des détails très circonstanciés sur la catalepsie, sur la léthargie, sur le somnambulisme, mais il n'ose pas affirmer l'existence de ces états ni en rechercher les caractères divers, parce qu'il n'est pas sûr d'avoir obtenu le sommeil. Il pourrait suggestionner son malade avec succès, mais il ne sait pas apprécier le moment précis où il doit employer la suggestion, et il n'ose pas s'aventurer en avant, crainte d'échec.

Ces expressions de catalepsie, léthargie, somnambulisme, sont elles-mêmes généralement mal appliquées ; elles ne répondent pas exactement à la réalité des effets produits et on ne doit pas les prendre dans leur sens absolument rigoureux.

Ce sont des mots inventés pour caractériser des états différents en apparence et qui permettent d'expliquer plus facilement les phénomènes observés ; ce sont des mots que l'on conserve parce qu'on n'en a pas de plus exacts.

Il s'agit de bien s'entendre pour se bien comprendre.

En géométrie, on dit que l'angle au centre a pour mesure l'arc intercepté par ses côtés sur la circonférence. C'est faux, puisque une grandeur ne peut être mesurée qu'à l'aide d'une grandeur de même espèce prise pour unité de mesure ; un arc peut être mesuré à l'aide d'un arc, un angle à l'aide d'un angle, une surface à l'aide d'une surface, un volume à l'aide d'un volume. Or un arc et un angle sont des grandeurs d'espèces différentes ; un arc ne peut donc servir à mesurer un angle et un angle ne peut servir à mesurer un arc.

Et cependant, la phrase ci-dessus, quoique inexacte, est, dans une science exacte, employée couramment.

C'est qu'il y a une convention que tous les géomètres connaissent et acceptent : la mesure d'un angle au centre est exprimée par le même nombre que la mesure de l'arc compris entre ses côtés sur la circonférence, à la condition de prendre, pour unité d'angle, l'angle au centre qui intercepte entre ses côtés, sur la circonférence, l'arc pris pour unité de mesure des arcs.

En hypnotisme nous ferons une convention analogue.

En général, les états hypnotiques sont des degrés plus ou moins variés, plus ou moins grands de l'état de suggestibilité ; ces états, presque toujours, diffèrent de l'état de sommeil.

La plupart du temps, le mot sommeil qui leur est appliqué, sera donc un terme purement conventionnel. Employons-le, je le veux bien, mais reconnaissons qu'une autre dénomination serait plus juste.

En conséquence, acceptons le mot sommeil : mais que personne ne s'y trompe et que chacun comprenne bien que la signification en est inexacte et imparfaitement appropriée aux phénomènes de l'hypnose. Servons-nous-en, faute de mieux et parce que c'est l'habitude.

Et dès lors, le médecin qui désirera utiliser la suggestion hypnotique ne perdra pas son temps à vouloir faire dormir son sujet ; il recherchera si celui-ci est suggestible, s'efforcera d'accroître la suggestibilité reconnue, la poussera vers son maximum s'il le juge utile et il en profitera pour faire les suggestions curatives, indispensables ou nécessaires.

Il pourra dire qu'il endort son malade; mais du

moins, il saura et on comprendra qu'il n'en est ainsi que dans de rares occasions et que, ordinairement, seul, un état spécial de suggestibilité a été mis en évidence, a pu être augmenté et mis à profit.

Autre erreur : On croit généralement que le sujet hypnotisé est sous la dépendance entière et absolue de l'opérateur, qu'il est complètement soumis à son influence et forcé de lui obéir en tout et pour tout.

Or, il n'en est ainsi que rarement. Rarement en effet, le sujet perd la conscience de sa personnalité et l'indépendance de son *moi*, de sa pensée et de ses actes ; le plus souvent, il peut discuter et lutter quand la suggestion ne lui plaît pas et il n'y obéit pas fatalement.

La suggestibilité a des degrés : faible chez quelques personnes, elle est plus grande chez d'autres, immense chez un petit nombre. Des cas exceptionnels existent où le sujet n'est plus qu'une machine entre les mains de l'opérateur ; mais, de ces cas exceptionnels, il ne faut pas déduire qu'il en est ainsi dans tous les autres.

Si vous avez assisté aux représentations publiques d'un professionnel opérant sur les spectateurs de bonne volonté, vous aurez pu remarquer qu'il fait d'abord son choix et qu'il classe ses sujets dans un certain ordre ; il les range d'après les constatations qu'il a faites de leur suggestibilité plus ou moins grande.

Chez ceux qui sont faiblement suggestibles, il fait quelques expériences simples ; chez les suivants il les complique un peu ; chez les derniers, surtout s'il s'y rencontre un sujet de sensibilité exagérée, il provoque des illusions sensorielles et des hallucinations. A la rigueur, si ce sujet manque, le compère intervient pour ces expériences de haute école.

Le public se laisse tromper facilement ; les premiers sujets, connus de lui, ayant exécuté les suggestions premières, il en conclut qu'ils auraient pu, aussi, accomplir les suggestions de la fin. Comme résultat, l'hypnotiseur a obtenu le succès recherché, la foule a été amusée, mais elle a acquis sur l'hypnotisme des idées fausses qu'il sera bien difficile de modifier.

Cette même erreur est encore entretenue par certains auteurs qui décrivent, avec complaisance et avec profusion de détails, des expériences faites sur quelque sujet très suggestible, rencontré par hasard ; ils n'expliquent pas suffisamment qu'il s'agit d'une exception ; et, lorsque le praticien isolé, croyant avoir sous la main un semblable sujet, veut opérer par lui-même, il n'aboutit pas ; il se décourage, crie à la supercherie ou à l'invraisemblance, renonce à l'étude et à la pratique de l'hypnotisme et de la suggestion et finit par s'en désintéresser complètement.

Tandis que si on lui montrait des cas simples,

des cas ordinaires, des exemples de la pratique courante, en lui indiquant des procédés d'hypnotisation faciles et rapides, il prendrait plaisir aux manifestations hypnotiques, pourrait utiliser la suggestion et rendrait service à des malades que la médecine classique ne sait pas et ne peut pas guérir ; quelques-uns de ces malades s'adressent aux empiriques et aux rebouteurs, au grand préjudice du médecin honnête dont la réputation de savoir est compromise et dont les intérêts matériels sont lésés.

Beaucoup de praticiens en sont encore aux théories et aux idées de Charcot et se figurent que l'hypnotisme ne se manifeste que chez certaines femmes hystériques.

D'autres veulent bien accorder quelque utilité à la suggestion, mais seulement dans les maladies nerveuses ; ils ne réfléchissent pas que la suggestion, agissant par l'intermédiaire du système nerveux, aura d'autant plus d'action que celui-ci sera plus sain et que, par conséquent, elle pourra avoir des effets utiles dans toutes les maladies où le système nerveux n'est pas en cause.

Bien rares sont les médecins qui, au cours de leurs études, ont pu assister à des séances d'hypnotisation et de suggestion. Fort peu ont eu la chance de rencontrer un chef de service qui, dans un but scientifique ou simplement récréatif, leur a montré quelque malade hypnotisable et suggestible.

Encore, en cette occasion, l'étudiant se rend-il difficilement compte de ce qu'il a pu voir, parce que le sujet qu'on lui présente est, peut-être, déjà entraîné et dressé.

Du reste, il ne se met pas en peine d'approfondir les résultats dont il a été témoin ; il sait qu'il ne sera pas interrogé là-dessus aux examens et il ne lui en restera bientôt qu'un vague souvenir.

Et si, plus tard, livré à lui-même, il veut se risquer, en présence d'une maladie rebelle, il n'osera pas se servir des méthodes des magnétiseurs par crainte d'être ridicule s'il ne réussit pas ; il aura recours au braidisme, aux procédés par suggestion des Liébeault et des Bernheim, mais il n'aboutira pas davantage, à cause, je l'ai déjà dit, de cette idée primordiale du sommeil à provoquer et qu'il n'obtient pas.

J'ai eu à lutter contre toutes ces difficultés dans mes premières opérations ; il a fallu aussi vaincre le scepticisme du client et son appréhension.

Ce traité à pour but d'écarter les obstacles et de les supprimer.

Je n'ai aucune prétention à la science savante ; mais j'ai la certitude d'être pratique et de mettre l'emploi de l'hypnotisme et de la suggestion à la portée de tous les médecins, de tous les chefs de famille, de toute personne intelligente qui pourra ainsi s'en servir pour le plus grand avantage des malades. Chacun saura reconnaître si un sujet est suggestible, s'il est hypnotisable ou s'il ne l'est pas; et, cela constaté, utiliser la suggestion quand elle sera possible.

Les procédés sont simples, faciles, rapides, d'une innocuité absolue.

Les dangers sont illusoires ; les ignorants seuls ou les malintentionnés peuvent prétendre le contraire. Et d'ailleurs, c'est par la connaissance de l'hypnotisme qu'on pourra se garantir contre ses risques.

On ne doit pas s'attendre à trouver ici la description d'expériences à grand fracas, faites sur des sujets extraordinaires ; pas de théories fantaisistes ou transcendantes plus ou moins hasardées ; pas de dissertations à côté ; mais seulement des faits, des preuves, des exemples.

Il n'y a plus d'échec possible ; il est inutile d'avoir fait des études spéciales, d'avoir assisté à des expériences, d'avoir suivi une clinique.

Toute personne d'intelligence moyenne peut opérer avec succès et cela en toute circonstance, dans toute maladie, quel que soit le vrai diagnostic ; car la suggestion, vigile ou hypnotique, possède ce grand privilège de pouvoir être employée sans un diagnostic rigoureux.

La médecine classique, le plus souvent, s'efforce de reconnaître la cause primitive du mal et les lésions existantes : en agissant sur cette cause et ces lésions, elle a pour but de rétablir l'harmonie fonctionnelle détruite.

La suggestion s'adresse plus spécialement aux fonctions altérées et en ordonne le rétablissement : la fonction reprenant sa marche régulière ou ayant tendance à la reprendre, des modifications physiques en résultent dans la région malade et les lésions se réparent ou tendent vers la réparation.

Certainement un diagnostic bien fait, bien défini, bien posé, constitue une condition très favorable pour le malade et pour le médecin ; et chaque fois qu'il sera possible de l'établir on devra le faire avec le plus grand soin, le traitement médical précis en résulte : le traitement suggestif en profitera aussi parce que les termes de la suggestion deviendront plus exacts et que l'on saura mieux sur quel symptôme on doit la diriger.

Mais si, parfois, le diagnostic est facile et s'impose, il peut aussi, trop souvent, présenter de grandes difficultés : les erreurs sont plus fréquentes qu'on ne le croit.

Quand une tête couronnée est en danger, on fait appel aux grands princes de la science ; il est bien rare qu'ils soient absolument d'accord dans leurs appréciations.

Un illustre chirurgien ouvrit un anévrysme, d'un superbe coup de bistouri, en croyant avoir affaire à un abcès ordinaire.

Les médecins du pape Léon XIII ont cru d'abord à une pneumonie sénile alors qu'il s'agissait d'une pleurésie avec épanchement.

Les erreurs célèbres sont nombreuses. Combien d'autres qui sont et demeureront toujours ignorées !

La suggestion a cette supériorité, en s'adressant plus spécialement aux symptômes fonctionnels, de pouvoir se passer d'un diagnostic très exact ; aussi peut-elle être mise en œuvre par n'importe qui.

Quant au pronostic, on peut affirmer qu'on obtiendra presque toujours une amélioration, sinon une guérison radicale, chaque fois que le sujet sera reconnu suggestible et surtout hypnotisable.

La grande difficulté, pour l'opérateur, sera donc, en présence d'un malade, de savoir reconnaître la suggestibilité dont il est capable et le degré hypnoptique qu'il peut atteindre.

Les sujets abondent, car tout le monde est plus ou moins suggestible.

Avec les procédés que j'indique, avec les exemples dont je donne la description, il n'est pas possible de se tromper ni de laisser passer un cas, si léger soit-il.

Celui qui prendra bien connaissance de ce travail, résultat de nombreuses années d'observation et de pratique, évitera sûrement les difficultés que j'ai eu à surmonter, les obstacles qui se sont dressés devant moi.

L'exercice de la suggestion, soit à l'état de veille soit à l'état d'hypnose, doit être connu de tous les praticiens, de tous les chefs de famille ; il constitue un moyen thérapeutique d'une merveilleuse puissance.

Le médecin qui ne sait pas l'employer risque de ne pas être à la hauteur de sa tâche; le père de famille qui saura rendra aux siens des services inespérés ; il conservera chez eux la force et la santé ; il préviendra souvent l'éclosion de maladies interminables ou incurables.

J'ai pratiqué, expérimenté, observé pendant de nombreuses années, avec toute mon indépendance, sans parti-pris, loin des grands maîtres, loin des grands opérateurs, n'acceptant comme vrai que ce que j'ai vu, que ce que j'ai réalisé.

C'est là, pour mes lecteurs, une garantie et une certitude que ce que j'ai fait ils le feront.

Ils n'ont qu'à essayer avec confiance et leur succès est certain.

II

INFLUENCE DU MORAL SUR LE PHYSIQUE

L'influence du moral sur le physique est connue de toute antiquité. Le moral peut provoquer la maladie, il peut produire la guérison.

Voici une jeune fille, rose et fraîche, dans tout l'épanouissement de sa jeunesse et de sa beauté ; elle fait l'admiration et l'orgueil de ses parents et de ses amis.

Mais, qu'une circonstance fortuite vienne la contrarier dans ses projets d'avenir ou dans ses affections ! Tout se modifie.

A la joie succède la tristesse ; les belles couleurs disparaissent pour faire place à une pâleur maladive ; la mémoire s'affaiblit, l'intelligence s'éteint, la santé s'altère, la maladie se déclare.

Donnez-lui satisfaction et la situation change de nouveau ; l'intelligence devient plus vive, la mémoire plus fidèle, la maladie disparaît, la santé se rétablit plus florissante.

Voyez, d'autre part, ce négociant qui, comptant sur une hausse prochaine, a fait des achats énormes, a rempli de nombreux magasins, a engagé tout son avoir et tout son crédit. C'est la baisse qui survient, il s'est trompé. Le découragement le gagne ; il envisage l'avenir avec terreur ; la hideuse banqueroute le menace, le déshonneur l'attend.

Son embonpoint disparaît ; ses joues se creusent, sa taille s'infléchit et se voûte.

Il apprend, tout à coup, que la marchandise va manquer, que les arrivages de l'étranger font défaut, que la baisse s'est arrêtée et que les prix se relèvent. Cet homme qui avait déjà un pied dans la tombe, reprend courage ; au lieu de la faillite et du déshonneur, c'est le succès certain et la fortune ; la gaîté reparaît, la taille se redresse, la force et la santé reprennent une nouvelle vigueur.

Les exemples pourraient être multipliés indéfiniment.

Cette influence de l'état moral sur l'état physique, de la joie et du bonheur sur la santé, du chagrin et du malheur sur la maladie, peut s'expliquer facilement par quelques notions succinctes d'anatomie et de physiologie.

La partie principale de la machine humaine est constituée par le système nerveux dont les organes essentiels sont le *cerveau*, la *moëlle épinière* et le *grand sympathique* ou *système ganglionnaire*.

Autour de cet ensemble central se groupent, à

titre d'accessoires, pour former un tout solidaire, les appareils de la nutrition, de la circulation, de la respiration, les parties solides du squelette, les organes des sens, etc.

Le cerveau est l'organe de la pensée, de la mémoire, de la réflexion et de l'intelligence : c'est à lui qu'aboutissent toutes les sensations ; il préside à la sensibilité générale et aux mouvements volontaires.

La moëlle épinière exerce une action directe et continue sur les fonctions de la nutrition, sur la circulation, la respiration, la calorification, la tonicité musculaire, etc. Elle donne lieu aux mouvements réflexes quand son action est mise en jeu par une influence extérieure.

La moëlle épinière et le cerveau, reliés entr'eux par quelques autres organes nerveux secondaires, sont logés dans la colonne vertébrale et dans le crâne ; leur ensemble forme l'axe cérébro-spinal.

Le système nerveux du grand sympathique ou système ganglionnaire est situé en avant de la colonne vertébrale, de façon à peu près symétrique, à droite et à gauche ; il est formé essentiellement par une série ininterrompue de ganglions.

Le grand sympathique préside à la sensibilité spéciale et aux mouvements inconscients des organes de la vie végétative, de la nutrition, de la reproduction, des excrétions, etc.

Ces trois parties fondamentales : cerveau, moëlle, sympathique, communiquent entr'elles par de nombreuses ramifications qui sont les nerfs et les filets nerveux. Ce sont des conducteurs qui conduisent de la périphérie au centre les impressions faites sur nos sens ou nos divers appareils, et, inversement, du centre à la périphérie, les incitations destinées à provoquer les contractions des muscles.

De là leur division en nerfs sensitifs et nerfs moteurs, ou encore nerfs centripètes et nerfs centrifuges.

Il résulte de cette disposition que le moindre phénomène qui se produit dans l'un des trois principaux organes nerveux a sa répercussion sur les deux autres. Ils sont solidaires entr'eux.

Si une cause morbide quelconque, soit, par exemple, une tumeur abdominale, agit sur les nerfs ou les ganglions du sympathique, les fonctions internes sont en souffrance ; la moëlle réagit en modifiant la respiration, la circulation, la température générale ; le cerveau, à son tour, donne lieu à des sensations de douleur, à de l'abattement, du délire, etc.

De même, si l'une des fonctions qui sont du ressort de la moëlle vient à s'altérer, la température par exemple, il y aura modification de l'action cérébrale, mal de tête, prostration, vertige, etc., et aussi retentissement sur la zone d'action du sympathique, embarras gastro-intestinal, vomissements, engorgement du foie, etc.

Enfin, une impression perçue par le cerveau

occasionnera des modifications dans le jeu de la moëlle et dans les fonctions végétatives. On sait, en effet, qu'une émotion peut modifier instantanément l'action de tous nos organes, provoquer une attaque d'apoplexie, déterminer une indigestion, des palpitations violentes, une syncope mortelle ; la peur peut produire une émission insolite de l'urine, agir sur l'intestin comme une purgation énergique.

Ainsi donc, l'état général de notre organisme est influencé par l'état particulier de n'importe laquelle de ses parties ; si l'une quelconque des parties est modifiée dans sa manière d'être ou dans son mode d'action, tout l'ensemble s'en ressent. Il y a corrélation manifeste, dépendance absolue entre toutes les parties de cet ensemble.

Les médicaments, suivant leur nature et leurs propriétés spéciales, agissent par voie d'élection sur un ou plusieurs organes particuliers ; et, en vertu des rapports que les organes ou les appareils ont entr'eux, en vertu de leur solidarité, l'action exercée sur l'un d'eux trouble ou rétablit l'équilibre de l'ensemble.

Ainsi, un purgatif, en provoquant une sécrétion exagérée de l'intestin diminue la tension du sang dans les artères, abaisse la température, fait disparaître une congestion ou une inflammation éloignée.

Notre état moral et notre état physique sont tous deux sous la dépendance immédiate de la force nerveuse, laquelle, comme nous le verrons plus tard, gouverne et dirige tous les phénomènes de la vie. Notre santé résulte d'une juste répartition de cette force nerveuse ; l'état de maladie est très souvent le résultat d'une distribution anormale de cette force.

Le système nerveux, dans son ensemble, est le générateur et le conducteur de la force nerveuse.

Juxtaposées les unes aux autres comme autant d'éléments de pile, les cellules nerveuses développent une force qui se propage par ondulations et vibrations analogues à celles de la lumière, de la chaleur, de l'aimant, de l'électricité. Cette force est augmentée ou diminuée par la transformation des ondes sonores, lumineuses, chimiques, thermiques, etc. qui se produisent ou sont perçues dans les divers organes. Ces dernières, recueillies par les nerfs et les conducteurs centripètes, vont au cerveau et aux ganglions où elles sont modifiées et transformées, s'il y a lieu.

La force nerveuse s'accumule dans les ganglions, dans les vésicules de substance grise, peut-être aussi dans des organes condensateurs spéciaux encore inconnus. Elle s'en écoule, au fur et à mesure des besoins, par l'intermédiaire de la substance blanche, par les nerfs centrifuges et leurs ramifications.

La pensée, la volonté, la mémoire et toutes les

fonctions cérébrales sont des manifestations de cette force qui peut aussi se traduire par un travail physique ou une action chimique. C'est elle, en effet, qui provoque et produit les contractions musculaires, la chaleur animale, les ondes chimiques ou électriques de l'assimilation et de la désassimilation.

La joie, la réussite, le succès augmentent et surexcitent notre force nerveuse ; les chagrins, les soucis, la douleur la diminuent.

La force nerveuse est soumise en partie à l'influence de notre volonté. Si nous voulons prendre et soulever un objet léger ou fragile, nous n'employons que la force strictement nécessaire et avec précaution. Si, au contraire, l'objet est lourd, volumineux, nous sommes capables d'un effort considérable, instantané ou continu, et nous envoyons, par notre volonté, dans l'organe de préhension toute la force nécessaire.

De même, nous pouvons, par notre volonté, accumuler la force nerveuse sur un souvenir lointain, en partie affacé, pour le rendre plus vivace, plus net, plus perceptible. Nous pouvons aussi la concentrer, par l'attention ferme et prolongée, pour la production d'un travail intellectuel.

A l'aide de la suggestion, en modifiant notre état moral ou celui de nos semblables, nous pouvons utiliser la même force pour le soulagement de nos propres maladies ou celles d'une personne étrangère.

III

DE LA FORCE NERVEUSE

Nous avons déjà dit que la partie la plus importante de la machine humaine est constituée par le système nerveux dont les organes essentiels sont le cerveau, la moëlle épinière et le grand sympathique.

Ces organes communiquent entr'eux par de nombreuses ramifications qui sont les nerfs et les filets nerveux ; ceux-ci se distribuent aux appareils de la nutrition, de la circulation, de la respiration, aux parties solides du squelette, à la peau, etc.

Tout cet ensemble d'appareils et d'organes accessoires ou principaux, a besoin d'être entretenu en bon état, réparé, nettoyé, maintenu à une température constante, toujours la même, de 37 à 37°5, indispensable pour l'intégrité, l'uniformité, la régularité de chaque fonction particulière.

C'est le sang qui satisfait à ce rôle multiple.

Puisant dans l'appareil digestif et dans l'air les éléments nécessaires et propres à être assimilés, il les distribue dans tout l'organisme, les dépose là où il en est besoin, se charge des produits devenus inutiles, recueille les matériaux qui ne peuvent plus servir et les transporte aux organes spéciaux qui les expulseront au dehors.

Cette action exercée par le sang est donc d'une importance considérable ; mais elle n'est pas prépondérante, elle est subalterne ; car, si le sang alimente et entretient la machine, s'il la maintient en bon état pour qu'elle puisse travailler, ce n'est pas lui qui la fait fonctionner, il ne la dirige pas.

Le grand moteur de la machine humaine est constitué par la force nerveuse, siégeant dans l'ensemble du système nerveux, fabriquée par lui et, par lui encore, distribuée à tout l'organisme, apportant partout la sensibilité, la motricité, recueillant et transmettant les impressions extérieures et provoquant tous les phénomènes de la vie qu'elle dirige et qu'elle gouverne.

Cette force se transmet par un mode analogue à celui de la chaleur, à celui de la lumière, à celui de l'électricité, à celui du son, c'est-à-dire par des vibrations, variables en nombre, variables en vitesse, variables en amplitude, selon la longueur, le diamètre, la nature intime des nerfs qui les reçoivent et les conduisent ; variables aussi selon la grandeur, la forme, la composition moléculaire des ganglions qui les recueillent, les modifient et les renvoient.

A l'état normal un même filet nerveux est

capable de transmettre un même genre de vibrations, un seul et pas d'autres.

La preuve de cette assertion résulte de l'examen des propriétés spéciales qui correspondent aux nerfs des organes des sens.

Exemples : toute impression faite sur le nerf acoustique, soit un choc, soit une piqûre, se traduira par la perception d'ondes sonores ; on entendra un bruit ou un son ; toute impression faite sur le nerf optique sera perçue sous forme de lumière ; ne vous est-il jamais arrivé d'entendre dire par quelqu'un qui a reçu un coup sur l'œil : « j'en ai vu trente-six chandelles » ?

Les nerfs qui président au goût ne perçoivent et ne transmettent que des sensations particulières, spéciales, appelées les saveurs ; de même les nerfs du tact et ceux de l'odorat sont susceptibles de sensations distinctes pour chacun d'eux et toujours identiques.

Il est certainement permis de généraliser et de conclure qu'il en est de même pour un nerf quelconque et que les vibrations que chacun d'eux perçoit ou transmet lui sont spéciales, sont unimodes pour chacun et varient dans leurs qualités quand on examine successivement plusieurs nerfs ; ce qui explique les variétés et les différences existant dans les sensations perçues.

L'expérience vient à l'appui de cette affirmation : en excitant un seul et même nerf on provoque toujours un seul et même résultat.

Ainsi : « en irritant par le galvanisme les nerfs dont la fonction spéciale est de faire naître les contractions de l'estomac, on provoque toujours les mêmes contractions et pas autre chose ; et, d'autre part, nous activons la sécrétion des sucs produits par cet organe, en portant la même action irritante sur les nerfs qui sont en rapport spécial avec ces glandes. » (Dr Philips).

Ces phénomènes sont analogues à ceux qui se passent dans les circuits électriques, où les propriétés des courants sont variables selon la nature du fil conducteur, selon sa longueur ou son diamètre.

De même quand la lumière blanche du soleil est décomposée par un nuage pour former un arc-en-ciel ou bien par un prisme de verre pour donner des lumières plus simples et colorées (se succédant dans l'ordre suivant : violet, indigo, bleu, vert, jaune, orangé, rouge), chacune de ces lumières ou de ces couleurs correspond à des vibrations différentes en nombre, en amplitude, en vitesse, mais avec des nombres fixes et invariables pour chacune d'elles ; le nombre des vibrations va en diminuant du violet vers le rouge; l'amplitude suit une marche inverse.

Il en est de même en musique : chaque note de la gamme correspond à un nombre de vibrations fixe, bien déterminé, bien connu, toujours le même.

La chaleur et la lumière agissent sur nous par

leurs vibrations diverses qui, se composant, se combinant avec celles de notre organisme, donnent lieu, tantôt à une augmentation, tantôt à une diminution de la force nerveuse. Ces effets se traduisent par un sentiment de plaisir ou de douleur, par une impression de gêne ou de bien-être.

Les eaux thermales agissent, non seulement par les sels qu'elles tiennent en dissolution, mais encore par leur température plus ou moins élevée.

Les bains froids, tièdes, chauds, ont une action spéciale selon leur degré de chaleur.

Le froid de l'hiver nous est contraire, nous le combattons par des vêtements chauds qui s'opposent à la perte de calorique et par le mouvement que la force nerveuse actionne et nous incite à mettre en jeu.

La chaleur de l'été nous est contraire aussi ; nous la combattons par le repos, l'immobilité et la transpiration ; or, celle-ci, en particulier, est sous la dépendance de la force nerveuse qui exerce son action sur les glandes sudoripares, lesquelles provoquent l'émission de la sueur ; l'évaporation de celle-ci maintient notre corps à la température normale de trente-sept degrés.

L'action de la lumière blanche est remarquable dans la convalescence de la plupart des maladies ; les lumières simples ou lumières colorées ont des effets spéciaux ; en particulier, on sait que la lumière rouge est favorable dans les fièvres éruptives telles que la variole, la rougeole, etc.; elle en abrège la durée et atténue leur gravité.

Depuis quelque temps, les différentes lumières simples sont appliquées au traitement de certaines affections de la peau ; les résultats obtenus sont fort encourageants et il s'est fondé des établissements où les malades vont prendre des bains de lumière rouge, jaune ou violette, comme d'autres vont ailleurs prendre des bains sulfureux, des bains de vapeur, des bains de boue, des bains alcalins.

L'action de l'électricité n'est pas moins certaine ; elle peut contrarier notre force nerveuse quand elle est mal appliquée, mais dans certains cas elle lui vient en aide et son action concordante ne saurait être mise en doute.

En voici un exemple rapporté par le professeur Gubler dans ses leçons de Thérapeutique : « Il y a quelques mois un ouvrier entrait à l'hôpital Beaujon, dans notre service, après avoir reçu, sur le bras gauche, un courant d'air froid qui amena d'abord l'engourdissement puis la paralysie presque complète de ce membre que la volonté était presque impuissante à mouvoir. Un fort courant électrique n'avait que peu d'action sur les muscles atteints, sur le biceps. Mais pendant que le courant traversait ce muscle nous eûmes l'idée de dire au malade de porter la main à sa bouche ; chose inattendue, il put opérer ce mouvement sans difficulté. »

« L'expérience fut recommencée à plusieurs reprises avec le même succès. Si, au contraire, pendant que l'élévation du bras se produisait, on interrompait le courant, le membre tombait aussitôt malgré les efforts de volonté du malade. »

On voit, par cet exemple, que l'influx nerveux, envoyé par la volonté, n'arrivant pas au membre en quantité suffisante à cause de la paralysie, ne pouvait provoquer le mouvement du bras ; l'énergie du courant électrique était également insuffisante. Mais les deux actions réunies produisaient le mouvement. La force nerveuse et l'électricité ajoutaient leurs effets.

Que conclure, sinon qu'il y a identité entre les deux forces, ou, tout au moins, une grande analogie ?

La plupart des substances que nous ingérons fournissent à la force nerveuse une énergie qui leur est propre et qui se dégage lors de leur transformation dans nos organes.

La kola, la coca, le thé, le café produisent des résultats physiologiques hors de proportion avec la minime quantité de matière introduite. Ces substances agissent en abandonnant une force latente, non apparente, qui se trouve emmagasinée dans leurs molécules et qui devient libre au moment de leur dissociation et de leur digestion.

Cette force se traduit par des vibrations venant favoriser celles des nerfs qui président aux fonctions de l'absorption par l'estomac et par l'intestin ; elle vient ainsi renforcer l'organisme qui s'en empare et peut l'utiliser ; dès lors lui-même n'a pas à se dénourrir pour mettre les organes en jeu et entretenir leur bon fonctionnement : et c'est pour ce motif que les substances que je viens de citer et toutes celles qui agissent de même ont pu être appelées des aliments d'épargne.

La quinine et le quinquina, la plupart des médicaments employés en médecine, abandonnent, dès qu'ils sont digérés ou absorbés, une force qui résulte de leur dissociation et qui, devenant libre, vient aider ou contrarier la force vitale, troubler ou régulariser son action ; et c'est par cette force dégagée que l'on peut expliquer l'affinité ou l'action de tel remède vers tel organe, en vertu de la concordance ou de la discordance des vibrations de la force qui est propre à ce remède avec celles de la force qui circule dans les nerfs de cet organe.

Tous nos aliments sont de véritables réservoirs d'énergie et viennent, en général, concourir à l'augmentation de la force nerveuse ; le système nerveux recueille toutes ses forces étrangères, les accumule pendant la digestion, les conserve pendant le sommeil et le repos, les dépense lentement pendant le travail régulier, brusquement pendant un effort.

L'existence de ces forces latentes, cachées, en réserve dans la plupart des corps, peut être constatée par des observations et par des expériences dont la physique et la chimie nous offrent des exemples sans nombre.

En physique, je me contenterai de citer les chaleurs latentes de vaporisation et de fusion.

Quand on distille un liquide dans un alambic et qu'on fait passer sa vapeur dans un serpentin entouré d'eau froide contenue dans un réservoir dit réfrigérant, cette vapeur se condense, reprend l'état liquide et abandonne sa chaleur latente qui vient échauffer l'eau du réfrigérant. On a trouvé que la chaleur latente de la vapeur d'eau à 100 degrés est de 536 ; cela veut dire qu'un kilogramme de vapeur d'eau à 100 degrés, se transformant en eau liquide à la même température de 100 degrés, abandonne une quantité de chaleur qui pourrait élever d'un degré la température de 536 kilogrammes d'eau.

Prenons un kilogramme de glace à zéro et plaçons-le dans un kilogramme d'eau à 79°,3 ; il se produira deux kilogrammes d'eau à zéro, ce qui veut dire que pour faire fondre un kilogramme de glace sans élever sa température, il a fallu toute la quantité de chaleur capable d'élever la température d'un kilogramme d'eau depuis zéro jusqu'à 79°,3. Ce nombre représente la chaleur latente de fusion de la glace.

Ce que nous disons pour l'eau s'applique à tous les corps avec des nombres différents quand on passe d'un corps à un autre mais fixes et invariables pour chacun d'eux en particulier ; et il est démontré que chaque fois qu'un corps change d'état, solide, liquide ou gazeux, il y a un déplacement de force : tantôt dégagement, tantôt absorption.

La chimie nous fournit des exemples tout aussi nets et tout aussi concluants.

J'en emprunterai deux à l'ouvrage déjà cité du professeur Gubler.

Premier exemple : Sous l'influence de décharges électriques, trois atomes d'oxygène se groupent pour en former un seul, l'atome d'ozone. Or ce groupement signifie augmentation d'une force qui, dans le cas actuel, est la force de cohésion.

Cette force, emmagasinée, condensée, conserve toute sa puissance et, quand elle redevient libre par la dissociation de l'ozone, elle se manifeste par des effets chimiques considérables, en même temps que la cohésion première disparaît.

Ainsi, le fer brûle dans l'ozone avec une intensité des plus remarquables ; les animaux plongés dans l'ozone sont extrêmement excités ; leur combustion respiratoire s'y fait avec une vigueur effrayante et les animaux en partie asphyxiés reviennent promptement à la vie sous l'influence de cet oxygène dynamisé.

Deuxième exemple : L'acide arsénieux existe sous deux états différents : l'acide arsénieux amorphe ou vitreux et l'acide arsénieux cristallin ou porcelanique.

Quand l'acide arsénieux vitreux est abandonné à lui-même, il passe lentement à l'état cristallin ; s'il se trouve dans un lieu obscur, il dégage une lueur, une sorte de phosphorescence.

Si on fait une dissolution bouillante d'acide vitreux dans l'acide chlorhydrique et qu'on laisse refroidir, il se dépose des cristaux d'acide cristallin et il y a un dégagement de lumière vive.

D'où nous conclurons que lorsque l'acide arsénieux est à l'état vitreux, il possède une force latente qui se manifeste sous forme lumineuse en se dégageant pendant la cristallisation.

Nous pouvons encore ajouter à cette démonstration des forces latentes ou cachées, des exemples se rapportant à des corps étrangers qui, absorbés par l'appareil digestif, par les poumons ou par la peau, affaiblissent ou annihilent la force nerveuse ; tel est l'alcool à haute dose ou à doses trop souvent répétées et prolongées.

Tels sont encore les stupéfiants, les narcotiques et la plupart des poisons végétaux ; ils peuvent produire des effets énormes, nullement en rapport avec leur poids ou leur volume extrêmement faibles, ce qui ne peut s'expliquer que par l'existence d'une force considérable, contenue et condensée dans leur masse et qui vient agir en sens inverse de la force nerveuse pour l'affaiblir ou la détruire.

L'acide prussique est le plus redoutable des poisons : une goutte suffit pour tuer un chien de forte taille. Il est formé par une combinaison de carbone, d'azote et d'hydrogène qui, isolément, sont inoffensifs. Cet acide existe tout formé dans les feuilles et les fleurs du pêcher, du laurier-cerise, etc. ; les amandes du pêcher, de l'abricotier, du cerisier en contiennent et lui doivent leurs propriétés toxiques et leur odeur d'amandes amères.

Comment expliquer l'action instantanée de ce poison si ce n'est par le dégagement subit et violent de la force qui maintient réunies les molécules d'azote, de carbone et d'hydrogène et qui se manifeste avec une brusquerie inouïe au moment de l'absorption et de la dissociation de l'acide prussique? C'est cette force qui vient annihiler tout d'un coup la force nerveuse de l'animal et arrêter net toutes les fonctions vitales.

Il résulte de tous ces faits que les forces naturelles et la force nerveuse s'ajoutent ou se contrarient par l'intermédiaire de nos organes ; elles peuvent se composer entre elles et se transformer les unes dans les autres.

La force nerveuse ne dépend pas seulement des agents extérieurs et intérieurs, des actions physiques ou chimiques, elle est encore soumise à des influences psychiques.

Nous avons constaté déjà et démontré l'action du moral sur la santé et sur la maladie. Il n'est pas douteux que la joie et le succès augmentent notre force nerveuse ; une émotion agréable réconforte notre énergie, une bonne nouvelle ranime nos forces.

« C'est ainsi qu'un musicien fut débarrassé d'une fièvre violente par le plaisir que lui fit éprouver un concert qu'on lui donna dans sa chambre ».

« Une hydropique fut guérie d'une hydropisie rebelle en apprenant le succès de son fils. »

« Quelqu'un qui souffrait depuis six semaines d'une névralgie de la face en fut délivré par la nouvelle qu'il venait de gagner un procès très important. » (Dr Liébeault).

D'autre part, les chagrins, les soucis, la douleur contrarient la force nerveuse et l'affaiblissent.

La souffrance, même quand elle est inconsciente, les blessures même quand elles ne paraissent pas graves, peuvent conduire au même résultat. En effet, il est démontré par des observations nombreuses, que, sur un champ de bataille, certains blessés périssent sans lésions graves pouvant expliquer la mort et cela par la perte de l'influx nerveux occasionné par des blessures qui auraient été peu dangereuses si le blessé ne les avait pas considéré comme telles, ne s'en était pas préoccupé et effrayé.

Avant l'emploi du chloroforme et de l'éther comme anesthésiques, les opérations chirurgicales présentaient une gravité extrême. Le malade subissant l'opération tout éveillé, éprouvait une déperdition de force nerveuse considérable, non seulement à cause des souffrances ressenties mais surtout à cause de son appréhension, de ses craintes, de son chagrin et de ses préoccupations. Cette déperdition augmentait sa faiblesse, aggravait son état et retardait la guérison quand elle n'occasionnait pas un dénouement fatal.

Certains états psychiques peuvent provoquer des désordres mortels en occasionnant un déplacement énorme de la force nerveuse qui tantôt abandonne complètement une région et tantôt s'y transporte en trop grande quantité : d'où résulte, dans les deux cas, un trouble absolu de l'équilibre général et une modification subite des fonctions vitales.

On peut expliquer ainsi comment un accès de colère causa la mort de l'empereur Valentinien, comment une nouvelle heureuse mais inattendue peut provoquer une émotion dangereuse et même mortelle.

Si l'on admet l'analogie, sinon l'identité de la force nerveuse avec l'électricité, la chaleur, la lumière ou la propriété des aimants, on sera dans l'obligation d'admettre aussi que la force nerveuse d'un organisme peut produire soit une attraction soit une répulsion sur la force nerveuse d'un autre, qu'il peut y avoir des phénomènes d'induction, de polarisation, des actions à distance, etc.

Un grand nombre d'observations et des expériences paraissant très précises, semblent démontrer qu'il en est réellement ainsi et on se trouve amené à conclure qu'il existe certaines personnes, certains sujets prédisposés, chez lesquels les phénomènes de la transmission de pensée, des cas de lucidité ou de télépathie existent réellement.

Ces derniers faits sont rares ; ce n'est pas un motif suffisant pour les nier.

L'aimant n'exerce son action que sur le fer et sur un petit nombre de métaux ; on ne niera pas cette action parce que l'aimant n'agit pas sur l'or ni sur le plomb.

Les propriétés de la force nerveuse sont, de nos jours, imparfaitement connues ; la science en est encore à l'état rudimentaire ; mais les matériaux s'accumulent sans cesse et les faits qui s'y rapportent deviennent de plus en plus nombreux.

L'électricité, à son début, consistait en une expérience insignifiante ; c'est que, en frottant un morceau d'ambre on lui donnait la propriété d'attirer les corps légers.

Telle est l'origine de la science électrique. Mais quelle est la nature de l'électricité ? En quoi consiste-t-elle ? On l'ignore complètement.

Et cependant on utilise cet agent incomparable ; les découvertes succèdent rapidement aux découvertes, les applications industrielles et scientifiques se multiplient, transformant la surface du monde.

Quelles seront, plus tard, bientôt peut-être, les

applications de la force nerveuse ? Quelles surprises nous réserve l'avenir ?

Déjà, par la suggestion, soit à l'état de veille, soit à l'état hypnotique, par les seuls moyens, quoique faibles, que nous possédons actuellement, nous réalisons souvent le vieil adage : « Vouloir c'est pouvoir. »

Tout récemment, qui aurait pu prévoir le téléphone, les rayons X ou la télégraphie sans fil ? Quel médecin aurait osé affirmer que la lumière seule guérirait le lupus et l'eczéma ?

Et pourtant cela est !

« Celui qui, en dehors des mathématiques pures, a dit Arago, prononce le mot impossible, manque de prudence. La réserve est surtout un devoir quand il s'agit de l'organisation animale. »

IV

DE LA SUGGESTION

L'anatomie du système nerveux, sa conformation et sa structure intimes, les fonctions et les propriétés qui ressortissent aux diverses régions, sont connues en partie, mais non complètement.

La pathologie, c'est-à-dire l'étude de ses maladies est fort peu élucidée et le traitement, par conséquent, est, en général, empirique et très aléatoire.

Ce n'est pas en disant : c'est une névrose, que l'on indique les causes et la nature de l'hystérie, de l'épilepsie, de la chorée, etc...

Les mots ne sont pas toujours une explication suffisante et cependant ils constituent une sorte de monnaie courante dont on se paie le plus souvent et dont on se contente.

Quant aux médicaments spéciaux, il en existe bien quelques-uns que l'observation, l'expérience, la tradition, le hasard nous ont fait connaître, mais, il faut bien l'avouer, on en est encore, de nos jours, à la période des essais et des tâtonnements.

On a dit souvent que la nature avait mis le remède à côté du mal.

C'est bien possible.

Ce qui est certain, c'est que, en tout temps et en tout lieu, dans un grand nombre de cas, il en est un à notre disposition : c'est la force nerveuse.

Il est évident que le système nerveux entre en jeu, est mis en cause dans toute maladie quelle qu'elle soit ; et ce, en vertu de la solidarité existant entre les diverses régions de notre organisme.

Parfois certainement, les symptômes morbides qui se rapportent à l'élément nerveux ne sont que secondaires et même négligeables ; et, en les traitant, on n'aboutira à aucun résultat ; mais, d'autres fois, en agissant sur ces symptômes, en les atténuant, en les supprimant, on provoquera un travail de dissociation qui pourra occasionner soit l'amélioration, soit la disparition de la maladie principale.

Concurremment avec les médicaments pharmaceutiques ou en leur absence, la force nerveuse peut être utilisée dans ce but.

Nous avons déjà vu qu'en agissant sur le cerveau on peut, en vertu de la connexité de tout le système nerveux, agir sur les modes d'action de la moëlle et du grand sympathique et que, par conséquent, il est possible d'exercer une influence sur tous les organes et sur toutes les fonctions.

Or nous pouvons agir sur le cerveau par le moyen de la volonté.

Il en résulte que par l'action de notre volonté nous pouvons influencer tout notre organisme ; nous pouvons, par l'attention soutenue, accumuler notre force nerveuse sur telle région particulière ; nous pouvons la concentrer sur une idée ou sur un acte à réaliser, sur une fonction à modifier ; nous pouvons, par exemple, l'utiliser pour adoucir nos souffrances morales ou physiques, pour aider au bon fonctionnement d'un organe malade, pour corriger nos défauts et perfectionner nos qualités.

Cet acte volontaire, exercé sur nous-même, mentalement, presque toujours, prend le nom d'*auto-suggestion* ; nous l'étudierons plus loin avec détails.

Nous pouvons aussi utiliser notre force nerveuse et notre volonté au profit de nos semblables en agissant sur leur cerveau, soit par le geste, soit par la parole, et, avec l'aide du cerveau et par son intermédiaire, diriger leur propre force nerveuse et leur propre volonté.

La majeure partie des moyens et des procédés employés pour atteindre ce dernier résultat dépendent d'une méthode générale qui constitue la méthode suggestive, ou, plus simplement, la *suggestion*.

On peut appeler suggestion, toute influence exercée sur les fonctions cérébrales par une impression quelconque transmise au cerveau et perçue par lui,

Le professeur Bernheim définit la suggestion : *toute idée acceptée par le cerveau.*

La suggestion est encore une opération par laquelle on concentre l'attention et la volonté d'une personne sur une idée fixe dans le but d'obtenir un effet déterminé ; cet effet est, généralement, la transformation de cette idée en une action à réaliser immédiatement ou plus tard.

On donne aussi le nom de suggestion à l'idée elle-même qui fait l'objet de l'acte suggestif et quelquefois à l'effet qui en résulte ou doit en résulter.

La suggestion se produit constamment ou a tendance à se produire chaque fois que deux ou plusieurs personnes sont en présence.

En effet, toute parole prononcée suggère chez l'auditeur une pensée ou une réponse : tout mouvement entraîne un mouvement correspondant ; il y a acquiescement et accord si la suggestion plaît, est sympathique et agréable ; il y a répulsion et désaccord quand la suggestion déplaît, est antipathique et désagréable.

L'avocat, par sa plaidoirie, fait de la suggestion sur les juges, sur les jurés, sur le public ; le prêtre, par son prône, fait de la suggestion sur les fidèles ; l'orateur, par son éloquence, en fait sur ses auditeurs.

Il en est de même du médecin qui, par sa seule

présence, fait de la suggestion auprès de son malade et sur son entourage ; les médicaments et l'ordonnance représentent souvent la partie accessoire de la visite médicale ; la partie essentielle et la plus efficace consiste dans les encouragements ou dans l'attestation du mieux que l'on constate.

Lorsque, dans une maladie, le patient a confiance dans la guérison, la moitié de la cure est faite ; donner de l'espoir au malade est le premier service que le médecin lui rend ; sa présence et sa parole, son influence morale agissent beaucoup plus que la meilleure des potions.

La suggestion s'exerce sur nous et autour de nous à chaque instant.

Tout ce qui se dit, tout ce qui se fait, la moindre circonstance, le plus insignifiant des événements sont autant de causes de suggestion.

A l'état de veille, la suggestion est le plus souvent examinée, diminuée ou augmentée, neutralisée par la raison, par la réflexion, par le jugement.

Si quelqu'un nous a donné un conseil, suggéré une idée, nous a poussé vers une action ou une entreprise quelconque, nous raisonnons, nous réfléchissons, nous pesons les avantages et les inconvénients et nous nous décidons avec notre *libre arbitre* et avec *notre entière indépendance.*

Mais la suggestion acquiert une force considérable et peut être acceptée sans aucune résistance lorsque, par un moyen ou une circonstance quelconque, le cerveau se trouve dans un état passif, que la volonté et le raisonnement sont annihilés ou simplement affaiblis.

Il en est ainsi dans l'état de sommeil naturel, dans les divers états du sommeil hypnotique, pouvant varier de la plus légère somnolence jusqu'au sommeil profond ; il en est ainsi à une certaine période de l'anesthésie produite par le chloroforme ou par l'éther ; il en est ainsi toutes les fois que le cerveau est en repos ou que son attention s'isole et s'arrête sur une idée fixe, simple, unimode et continue, de manière à faire abstraction de toutes les autres impressions qui pourraient le solliciter.

Il en est encore ainsi à l'état de veille chez un grand nombre de sujets plus particulièrement impressionnables, chez ceux qui ont confiance dans l'opérateur et foi dans la réussite de la suggestion.

Dans tous ces états du cerveau la méthode suggestive peut présenter une grande énergie et devenir irrésistible.

Pour les personnes qui ne croient pas à une intervention divine, la suggestion explique et produit les guérisons miraculeuses qui sont dues à la foi religieuse. Ces guérisons sont réelles et on ne saurait les mettre en doute.

J'en citerai quelques exemples :

En 1737, Carré de Montgeron publia l'observation d'un cancer du sein guéri par l'intercession du Janséniste Pâris ; il s'agissait bien d'un cancer, d'après le caractère scientifique de l'observation, très précise, et d'après le diagnostic de six médecins connus.

En 1893, Charcot, dans un travail qu'il n'osa pas produire en France et qu'il publia en Angleterre, relatait le fait précédent et, en outre, la guérison, par la foi religieuse, d'ulcérations et de plaies.

Le professeur Kagevnikoff, de l'Université de Moscou, a rapporté un cas de sycosis parasitaire guéri en trois jours, grâce aux prières d'une femme, et pourtant il y avait des staphylocoques dans le pus et la maladie avait résisté neuf mois à tous les traitements.

MM. Henri Lasserre et le Dr Boissarie, dans leurs ouvrages sur Lourdes, rapportent des cas de guérison qui ne comprennent pas seulement des affections nerveuses, mais encore des maladies de poitrine, des cancers, des ulcères de l'estomac, des maux d'yeux et entr'autres, un décollement de la rétine parfaitement diagnostiqué par le Dr Dor et qui fit l'objet d'une communication au congrès d'ophtalmologie en 1893. (Dr Félix Regnault).

Dans son ouvrage sur la suggestion, le Dr Bernheim cite également quelques guérisons miraculeuses qui se sont produites à Lourdes.

On pourrait, il est vrai, objecter que, dans la

plupart de ces cas, il ne s'agit que de maladies d'origine hystérique, simulant, à s'y tromper, les maladies organiques.

En effet, l'œdème bleu du sein peut être pris pour un cancer ; l'ulcère de l'estomac peut être confondu avec des troubles dus à la neurasthénie.

J'ai vu moi-même une jeune fille traitée depuis dix mois comme poitrinaire par plusieurs médecins successifs et chez laquelle tous les symptômes ont disparu après quelques séances de suggestion à l'état de somnolence ; la maladie était d'origine psychique et nullement tuberculeuse.

Il est certain que des cas semblables se présentent et qu'une erreur de diagnostic peut être commise par le meilleur praticien.

Mais n'oublions pas que par la volonté et par conséquent par la suggestion, nous pouvons, à l'aide de l'influx nerveux, agir sur toutes les fonctions et sur tous les organes. Nous pouvons, en particulier, agir sur les phénomènes vaso-moteurs, troubler ou régulariser la circulation vasomotrice et amener, par la suite, sinon la guérison, du moins l'amélioration fréquente de maladies organiques réelles ou le paraissant.

La suggestion peut rompre le faisceau des symptômes qui constituent une maladie quelle qu'elle soit, même de nature infectieuse ; et si elle est employée avant que le mal soit devenu incurable, avant que les lésions soient devenues définitives, elle peut supprimer les éléments physiques, atténuer les douleurs, modifier la circulation, abaisser la température, augmenter la résistance de l'organisme et favoriser le retour à l'intégrité primitive.

Il m'est arrivé, dans le cours d'une scarlatine, chez une demoiselle de seize ans, très suggestible, de faire cesser par une séance de suggestion de quelques minutes, des accidents nerveux qui présentaient une certaine gravité ; après leur disparition, la maladie s'améliora très rapidement.

La suggestion opère et réussit en vertu des principes suivants :

1° Toute idée suggérée produit une impression mentale ; le point du cerveau impressionné par cette idée réagit de façon à provoquer un acte correspondant à cette idée.

Exemple : faites devant un gourmand la description d'un dîner succulent et vous développerez chez lui des sensations gustatives qu'il traduira par cette phrase bien connue : « l'eau m'en vient à la bouche ». (Dr Philips).

2° Toute idée souvent répétée finit par se graver dans le cerveau et par provoquer l'acte qui correspond à cette idée. (Dr Liébeault).

Exemple : vous rencontrez dans la rue un homme bien portant, fort, vigoureux. Vous l'abordez en lui disant : « Qu'avez-vous ? vous êtes tout pâle ; seriez-vous malade, par hasard ? »

Eh bien ! que trois, quatre, dix personnes

lui fassent la même observation et cet homme rentrera chez lui malade.

La suggestion peut être comparée à la goutte d'eau qui, tombant d'une façon continue et toujours au même point, creuse la pierre et finit par la traverser.

C'est encore le clou qui, frappé à petits coups de marteau, finit par s'enfoncer dans la planche la plus dure.

A l'état ordinaire, le cerveau recevant des sensations nombreuses, son action se dépense sur des idées multiples. La suggestion attirant l'activité cérébrale sur une seule sensation, sur une seule pensée, cette activité s'accumule sur cette sensation, sur cette pensée et y concentre toute son énergie.

La suggestion peut s'exercer et se manifester par chacun de nos sens et sur chacun d'eux.

Je viens de citer, ci-dessus, un cas de suggestion de gourmandise agissant sur la gustation ou le sens du goût.

Voici quelques autres exemples :

L'enfant est suggestionné et poussé au sommeil par l'intermédiaire du sens musculaire, c'est-à-dire le tact, dans le mouvement rythmique et cadencé de son berceau.

L'oiseau se trouve suggestionné et fasciné par les yeux du serpent fixés sur lui : c'est une suggestion par le sens de la vue.

Le meunier s'endort au bruit de son moulin et

se réveille quand le bruit s'arrête ; il s'agit là d'une suggestion par la sensation auditive.

Comme exemple de suggestion par l'odorat je citerai l'expérience suivante : le professeur Slosson apporta, un jour, dans une conférence, une bouteille remplie d'un liquide que personne ne connaissait : il versa quelques gouttes sur un morceau de coton et pria les assistants de lever la main dès qu'ils sentiraient l'odeur. Au bout de quarante secondes l'odeur se répandit jusqu'au fond de la salle et quelques personnes en furent incommodées. Or la bouteille ne contenait que de l'eau distillée, sans odeur aucune. (*Revue de l'hypnotisme*).

Je me suis permis de répéter cette expérience dans une réunion nombreuse et le résultat a été identique ; quant à la nature de l'odeur perçue, certaines personnes, après la séance, ont déclaré avoir reconnu l'odeur de la fleur d'oranger, du géranium, de la violette ; d'autres n'ont pu préciser mais ont affirmé avoir senti.

Quand on applique la suggestion au traitement d'une maladie, on l'exerce, le plus souvent, à l'aide de la parole, avec le sens auditif comme conducteur.

Le sujet étant dans un état passif, soit volontairement à l'état de veille, soit en état de sommeil naturel, soit dans un état de sommeil provoqué par l'éther, le chloroforme, la morphine, soit dans un état hypnotique qui peut varier de la simple somnolence jusqu'au sommeil profond (selon les individus), l'opérateur suggère l'idée dont il désire la réalisation et la traduction en acte ; il l'exprime le plus clairement possible et il la répète un certain nombre de fois, l'opération durant plus ou moins longtemps selon la suggestibilité du sujet. Du reste, plus la séance sera longue et la suggestion répétée plus souvent, plus il y aura de probabilité que cette suggestion se réalisera.

Dans tous les pays et à toutes les époques la suggestion a été utilisée pour la guérison ou l'amélioration des maladies.

Les procédés des magnétiseurs, les secrets de certains guérisseurs qui, parfois, ne savent pas un mot de médecine, aboutissent tous à la suggestion ou en dérivent sans que les opérateurs ou les opérés s'en doutent le moins du monde ; le public croit à un pouvoir exceptionnel, à un don surnaturel.

Mais l'emploi méthodique et régulier de la suggestion, son application scientifique et rationnelle, en même temps que l'explication de son influence et de son action, sont dus au Dr Liébeault, de Nancy, qui s'y voua d'une manière exclusive dès 1861.

Sa méthode fut acceptée, appliquée et vulgarisée par un petit nombre de savants indépendants, parmi lesquels MM. Beaunis et Liégeois, et enfin, en 1882, par le Professeur Berheïm, de la Faculté de médecine de Nancy.

Je crois avoir lu quelque part que le professeur Bernheïm s'était rallié aux idées de son confrère à la suite de la guérison, en quelques séances de suggestion, par le Dr Liébeault, d'une sciatique rebelle que lui-même avait traité sans succès pendant plusieurs mois.

Au point de vue thérapeutique, la suggestion est un mode de traitement par lequel la volonté de l'opérateur vient renforcer celle du malade, se substitue à elle quand elle est trop faible et agit sur le cerveau de celui-ci pour, avec son aide et par son intermédiaire, exercer une action sur l'ensemble du système nerveux, de manière à modifier les diverses fonctions de l'économie, les ramener à leur équilibre normal et procurer ainsi l'amélioration de l'état maladif et même la guérison.

La suggestion peut agir à l'état de veille quand le malade est suggestible, quand il a confiance dans son médecin, quand celui-ci jouit d'une influence morale suffisante ; enfin, quand le milieu qui entoure le malade est sympathique, l'encourage et ne doute pas du résultat à obtenir.

La suggestion agira avec succès toutes les fois qu'on pourra faire intervenir l'hypnotisme ; aussi devra-t-on essayer de provoquer l'un des états de l'hypnose chaque fois que le malade voudra bien y consentir ; on devra s'abstenir de l'hypnotisme si le sujet manifeste quelque répugnance et se contenter de la suggestion à l'état de veille, mais toujours avec son assentiment.

La suggestion thérapeutique peut guérir vite et radicalement un grand nombre de maladies. Elle ne guérit pas tout. Mais quel est le médecin qui sauve tous ses malades ? quel est le chirurgien qui réussit dans toutes ses opérations ? L'antipyrine ne soulage pas toutes les migraines, la quinine ne jugule pas toutes les fièvres intermittentes.

Et cependant personne ne s'étonne de ces insuccès.

Evidemment, la suggestion ne peut être érigée en méthode unique, en panacée universelle; mais quand elle est impuissante à guérir, elle peut souvent pallier les symptômes graves ou dangereux ; elle tempère l'intensité de la fièvre, elle modère la violence des douleurs, elle peut accroître l'efficacité des médicaments pharmaceutiques.

Bien maniée, elle est absolument inoffensive et doit être essayée, soit seule, soit comme adjuvant dans tout état morbide et surtout dans les cas où tout autre mode de traitement a échoué.

On entend parfois des ignorants, des demi-savants, des médecins même affirmer que la médication suggestive affaiblit le système nerveux, le rend plus impressionnable et peut provoquer l'éclosion de certaines maladies.

« Exprimer de semblables insinuations, c'est

avouer son incompétence et prouver qu'on ne sait pas ce que c'est que la suggestion. » (Dr Berillon).

Certainement, la suggestion, surtout celle qui est faite avec l'aide de l'hypnotisme, peut devenir dangereuse ; il existe nombre de personnes qui veulent tenter des expériences sans avoir acquis les connaissances physiologiques et médicales nécessaires pour justifier leurs prétentions. C'est sur elles qu'il faut faire retomber la responsabilité des dangers qu'on impute trop souvent à l'hypnotisme, ou encore sur celles qui se font un jeu de suggestionner leurs semblables dans un but de curiosité malsaine ou même de simple récréation.

Mais la suggestion ne peut avoir que des résultats favorables quand elle est utilisée par un médecin sérieux et compétent.

Bien loin d'affaiblir le système nerveux elle le fortifie, le rend plus calme et plus résistant ; elle rétablit l'équilibre du cerveau, ranime et augmente la volonté, tranquillise l'esprit et procure dans tout l'ensemble de l'organisme un bien-être général ; il suffit de suggérer tout cela et le résultat s'obtient très rapidement.

La qualité dominante du médecin qui veut employer l'hypnotisme doit être la prudence ; il ne devra jamais oublier que le but qu'il poursuit est un but moral et curatif ; il ne devra, en aucune circonstance, faire la moindre concession à l'esprit de curiosité ; il ne pourra se croire autorisé à se permettre des expériences sur un malade que si ces expériences ont pour but et doivent avoir pour effet d'accroître la suggestibilité et de hâter la guérison.

Et d'ailleurs, quel est le système thérapeutique qui ne présente pas de dangers ?

Faut-il s'abstenir d'opérer la cataracte parce qu'on peut perdre l'œil ?

Quel est le chirurgien, si habile soit-il, qui ne risque pas de trancher un filet nerveux inaperçu et parfois de piquer une artère importante ?

Faut-il donc supprimer les opérations chirurgicales ?

L'opium est dangereux ; la digitale, l'arsenic, les alcaloïdes peuvent devenir des poisons ; et pourtant le premier médecin venu les ordonne et les applique couramment.

On ne repousse pas l'électricité, l'hydrothérapie, le massage qui peuvent cependant avoir de nombreux inconvénients.

Pourquoi serait-il fait exception pour la suggestion thérapeutique ?

Il faut, aujourd'hui, en médecine surtout, savoir utiliser toutes les forces que la nature et la science mettent à notre disposition.

Dans le traitement d'une maladie le médecin ne doit pas se borner à constater l'état du malade et à apprécier les variations et les phases diverses du mal qu'il veut combattre ; il faut qu'il puisse se dire qu'il a été à la hauteur de sa mission et qu'il a fait pour le soulagement ou pour la guérison tout ce qu'il était scientifiquement et humainement possible de faire.

Il faut que le médecin laisse de côté les préventions et les préjugés de ses confrères et du public. Lorsque, dans le traitement d'une maladie, il a épuisé toutes les ressources de son art, tous les médicaments que la pharmacie tient à sa portée et que le résultat voulu n'est pas atteint, il ne doit pas hésiter à essayer la suggestion.

Son devoir le lui commande.

Quelque bien établis que lui paraissent son diagnostic et son pronostic, il peut se faire que le mal reconnaisse des causes psychiques qui échappent à la sagacité du meilleur observateur ; le traitement de ces causes est du ressort de la suggestion.

La méthode suggestive a fait ses preuves : les exemples de guérison sont formels, nombreux, indéniables. Elle est sans effet et par conséquent sans danger chez les personnes non suggestibles, mais elle est d'une efficacité incontestable chez les malades suggestibles.

Certains prétendent que les guérisons obtenues par la suggestion ne sont pas durables et que les maladies ne tardent pas à se reproduire, que le mieux obtenu n'est qu'apparent.

Rien n'est moins exact. Il est de notoriété absolue qu'une maladie, guérie par n'importe quel mode de traitement, peut se renouveler si les circonstances premières qui ont amené son éclosion ne se sont pas modifiées ou se manifestent de nouveau ; mais ceci n'est point spécial aux maladies guéries par la suggestion.

J'ai vu autrefois, dans le service du professeur Hardy, à l'Hôtel-Dieu de Paris, un jeune homme qui avait la fièvre typhoïde pour la troisième fois, au dire du Maître, qui, lui-même, avait soigné le malade les deux fois précédentes.

Dans le cours de ma carrière médicale, j'ai traité un homme deux fois pour la variole, à dix ans d'intervalle, et cet homme avait eu la variole dans son enfance.

Oui, un malade, guéri par la suggestion, peut, au bout d'un certain temps, être atteint de nouveau ; et la suggestion le guérira encore pour une nouvelle période, si ce n'est pour toujours. Mais cela n'est point dépendant de la suggestion et peut arriver pour toute maladie quel que soit le traitement institué et suivi.

Un malade, frappé de pneumonie, par exemple, et guéri, pourra contracter une pneumonie nouvelle plusieurs mois ou plusieurs années après. Dans ce cas ira-t-on accuser le traitement pharmaceutique de ne pas l'avoir débarrassé de façon définitive ?

Un rhumatisant fait une rechute ; pourra-t-on attribuer cette rechute à la médication précédemment suivie ? Non !

Pourquoi donc infirmer la suggestion d'impuissance lorsque, quelquefois, le mal reparaît après une période plus ou moins longue ?

Il y a mauvaise foi ou ignorance à incriminer la suggestion.

Discréditer la suggestion, ne pas l'employer quand elle est possible, c'est porter atteinte aux intérêts des malades et de la société et proclamer sa propre ignorance.

Tout médecin doit savoir s'en servir ; sinon il s'expose à faire le jeu des empiriques et des charlatans qui réussiront parfois là où lui-même aura échoué. Il risque ainsi de compromettre, à la fois, ses avantages pécuniaires et sa réputation.

V

DE L'AUTO-SUGGESTION

On donne le nom d'*auto-suggestion* à un acte tantôt volontaire, le plus souvent involontaire ou inconscient, par lequel notre force nerveuse s'accumule et se concentre sur une idée et dont le résultat ou la tendance est de provoquer un effet déterminé.

On donne parfois le nom d'auto-suggestion à l'idée elle-même qui fait l'objet de la suggestion et aussi à l'effet qui en résulte ou doit en résulter.

L'auto-suggestion est une des questions les plus importantes à considérer dans les sciences psychiques ; un très grand nombre de nos actions la reconnaissent pour cause ; la plupart de nos déterminations en sont la conséquence ; beaucoup de maladies physiques ou morales en proviennent.

Aussi insisterai-je plus particulièrement sur ce sujet et j'en donnerai un grand nombre d'exemples, en cherchant à les varier le plus possible et à bien élucider la discussion.

Il est bon de savoir que l'auto-suggestion est constamment auprès de nous et en nous ; nous devons apprendre à la reconnaître ; nous devons savoir l'utiliser dans un but favorable ; nous devons pouvoir la combattre lorsqu'elle agit contre notre repos, contre nos intérêts, contre notre santé.

Voici un voyageur, qui, à heure fixe, déterminée, doit partir par le chemin de fer, demain matin ; il est de toute nécessité pour lui qu'il ne manque pas le train.

En se couchant il se dit qu'il doit se réveiller et être prêt à telle heure ; il y rêve pendant son sommeil ; la même pensée le hante pendant toute la nuit ; de temps à autre, il se réveille en sursaut, se lève, regarde l'heure et cherche à se rendormir ; il ne s'endort pas pour longtemps ; la préoccupation est continuelle ; elle se maintient pendant le sommeil qu'elle trouble et qu'elle empêche ; il y a une idée fixe qui s'est imprimée dans le cerveau et qui persiste pendant toute la nuit, malgré la fatigue et le besoin de repos.

Cette idée fixe est une auto-suggestion ; le travail exécuté par l'esprit du dormeur pour ne pas manquer l'heure est un travail d'auto-suggestion ; le fait de se réveiller à l'heure voulue est un résultat d'auto-suggestion.

Les choses se passent telles que je viens de les décrire lorsque le cas dont il s'agit se présente rarement et constitue une circonstance isolée.

L'auto-suggestion est alors une cause de trouble ; la préoccupation, vive et inusitée, agite le sommeil et peut le rendre impossible ; la force nerveuse se dépense en une action cérébrale continue, s'opposant à la réparation des forces ; le repos de la nuit se trouve supprimé, et le voyageur se lève mal dispos, avec un sentiment de fatigue générale.

Mais lorsque la même circonstance se reproduit souvent, assez souvent pour devenir une habitude, l'auto-suggestion n'est plus pénible ni fatigante ; le sommeil s'établit calme, tranquille et bienfaisant ; l'obsession de se lever à une heure fixée d'avance disparaît ; la force nerveuse se conserve ; le cerveau demeure passif et n'entre en action que pour le réveil qui a lieu au moment précis et s'accompagne d'un sentiment de bien-être général, sans aucune fatigue et sans brusquerie.

C'est que l'éducation de la pensée s'est faite peu à peu, lentement, par la répétition plus ou moins régulière du même acte ; l'idée fixe ne s'est manifestée qu'à la fin du sommeil ; elle n'a pas du tout préoccupé le dormeur, parce que celui-ci a acquis la certitude que son réveil s'effectuera à l'instant précis que sa volonté a déterminé à l'avance.

Dans cet exemple, la volonté étant en jeu, on dit que l'auto-suggestion est volontaire ; elle est en même temps consciente ; et le même exemple nous démontre que l'auto-suggestion peut être éduquée, dirigée, gouvernée.

Un prodige exhibé au cirque Barnum, le nommé Tomasso, l'homme pelote d'épingles, s'enfonce des épingles dans les chairs sans éprouver aucune douleur et les piqûres ne saignent pas; mais il affirme que l'insensibilité n'apparaît que *lorsqu'il le veut;* il se fait à lui-même de l'auto-suggestion, sinon il éprouve une douleur et les piqûres saignent.

Tomasso commande non seulement à ses vaso-moteurs mais encore à son cœur; il peut activer ou ralentir à son gré la circulation du sang. Ce dernier fait, d'ailleurs, n'est pas isolé : il y a longtemps que les physiologistes ont étudié des sujets qui pouvaient, à volonté, arrêter leur cœur. (*Revue de l'hypnotisme*).

Un de mes clients, un homme déjà âgé, est légèrement dur d'oreille; plusieurs personnes de sa famille sont devenues sourdes, peu à peu, vers l'âge de vingt-cinq à trente ans, sans cause bien connue : il y a hérédité. Mon client conserve son ouïe, depuis plusieurs années, par une auto-suggestion volontaire qu'il se fait, de temps à autre, la nuit, au moment de s'endormir.

Un ami m'a raconté que lorsqu'il a de la difficulté pour prendre le sommeil, il lui suffit de maintenir pendant quelque temps ses regards sur un point fixe du plafond; son attention ainsi absorbée, la fatigue le gagne et il s'endort.

C'est encore un cas d'auto-suggestion volontaire qui, peut-être, s'accompagne d'auto-hypnotisation.

Voici un exemple extrêmement curieux et fort intéressant d'auto-suggestion volontaire mais inconsciente, s'accompagnant d'auto-hypnotisation également inconsciente.

Il s'agit de spiritisme.

Le spiritisme est la science qui permet de communiquer avec les esprits des morts ; c'est une des superstitions de notre époque, la plus importante et la plus répandue. On doit d'autant plus la prendre en considération que des personnages éminents, remarquables par leur science et par leur savoir, d'une honnêteté indéniable, très connus par leurs travaux littéraires ou scientifiques s'y adonnent avec ardeur et y croient de façon absolue.

En 1848, les demoiselles Fox, deux américaines, habitant une maison isolée, entendirent dans les murs, dans le sol, dans les meubles, des coups mystérieux, absolument inexplicables pour elles et qu'elles attribuèrent à l'esprit de quelqu'un qui serait mort dans la maison. Elles établirent une convention pour correspondre et parler avec le revenant qui accéda bien volontiers ; entre autres signes un seul coup frappé voulait dire oui, deux coups signifiaient non.

Le bruit de ce qui se passait chez les demoiselles Fox se propagea rapidement ; les moyens de communiquer avec les esprits et de converser avec eux se perfectionnèrent et se multiplièrent ; le spiritisme, faisant tache d'huile, se répandit en Amérique et de là, envahit l'Europe.

Je renvoie pour plus amples détails, aux traités spéciaux : il n'y a que l'embarras du choix, à commencer par les ouvrages d'Allan Kardec, le fondateur de la philosophie spirite.

En France, les deux principaux intermédiaires entre les adeptes du spiritisme et les esprits sont : 1° les tables tournantes ; 2° les médiums.

Le phénomène des tables tournantes étant généralement connu et parfois un sujet de distraction ou d'amusement, je me contenterai d'une description sommaire.

On se sert d'une table ronde ou ovale, légère de préférence, à trois ou quatre pieds, par exemple un petit guéridon de salon ou une table de travail.

Quelques personnes se mettent debout tout autour et placent leurs mains sur la table, les doigts allongés, disposés de telle sorte que le petit doigt de la main d'une personne touche le petit doigt de la personne voisine : cette condition, cependant, n'est pas indispensable : on garde l'immobilité et on attend.

Bientôt la table remue, oscille et se met à tourner, d'abord lentement, puis d'un mouvement plus ou moins rapide. Dès que le mouvement est commencé, il est convenu que les personnes qui touchent la table doivent la suivre et l'accompagner ; la vitesse devient parfois très grande ; par contre, le mouvement peut se ralentir et même s'arrêter, mais il ne tarde pas à recommencer.

Si vous interrogez les acteurs de cette scène, si vous prétendez que ce sont eux qui ont mis la table en mouvement, tous vous répondent qu'ils n'y sont pour rien, que la rotation a commencé et a continué sans la moindre poussée de leur part ; et dès lors le fait ne peut s'expliquer, d'après eux, que par l'intervention d'une force ou d'une intelligence extra-naturelle, c'est-à-dire un esprit.

On ne s'est pas contenté de faire tourner les tables : on les a fait parler au moyen de chocs produits, par convention spéciale, à l'aide de l'un des pieds qui s'élève et s'abaisse alternativement en frappant le sol.

Qu'on ne se figure pas que le phénomène des tables tournantes et parlantes est d'invention moderne ; il n'y a rien de nouveau, dit-on, sous le soleil.

Lafontaine, dans *l'Art de magnétiser*, parle d'une conspiration dont il a lu le récit dans *Ammien Marcelin*, écrivain romain du quatrième siècle sous l'empereur Valence. Les Conjurés avaient, selon les rites religieux, consulté une table sur le pourtour de laquelle étaient gravées les lettres de l'alphabet ; un anneau, suspendu au plafond par un fil très délié et mis en mouvement par l'un des assistants, venait, par sauts successifs, tomber sur les lettres de la table qui, préalablement, avait aussi été mise en rotation.

L'opération avait indiqué, comme successeur de l'empereur régnant, un prince dont le nom commençait par Thé ; on n'avait pas poussé plus loin parce que l'un des conjurés en avait conclu que l'oracle désignait un général de leurs amis, nommé Théodore et que tous avaient admis cette conclusion ; on croit facilement ce que l'on désire.

L'empereur Valence fit mourir tous les personnages en vue du nom de Théodore. Malgré cela, l'oracle de la table s'accomplit car ce fut Théodose qui recueillit la succession du trône. Le hasard sait déjouer et accomplir toutes les prévisions et créer, en même temps, des coïncidences remarquables.

Ces phénomènes sont dus à l'auto-suggestion inconsciente et je n'y insiste pas davantage. On trouvera des détails et des explications scientifiques dans un grand nombre d'ouvrages et, en particulier, dans les *Merveilles de la science* de Louis Figuier.

Je passe aux médiums.

Entr'autres variétés, il y en a deux principales : les médiums parlant et les médiums écrivant.

Le médium est un être privilégié, doué de qualités ou de propriétés spéciales, qui sert d'intermédiaire entre les adeptes ou croyants et les esprits ; généralement, il parle ou il écrit inconsciemment sans le secours de sa pensée et de sa volonté. Tout en demeurant en rapport avec les personnes qui l'entourent, il ne se souvient plus, une fois que sa mission est terminée, ni de ce qu'il a dit, ni de ce qu'il a fait, ni de ce qu'il a écrit.

Parfois cependant il a conscience de ses paroles et de ses actes, mais il lui semble recevoir l'inspiration ou l'impulsion d'une force ou d'une intelligence siégeant en dehors de lui.

Il est probable que le médium est dans un état d'auto-hypnotisation qui ne diffère en rien du somnambulisme naturel ou provoqué, sans souvenir au réveil la plupart du temps, quelquefois avec souvenir.

Voici, du reste, le compte rendu succinct d'une séance de spiritisme à laquelle il m'a été donné de participer.

A l'heure exacte j'étais au rendez-vous et prenais place avec quelques autres assistants autour d'une grande table ovale.

Le président, après avoir fait procéder par l'un des initiés à une lecture suggestive se rapportant à l'existence des esprits et à leur rôle dans la nature, remit à chacun de nous une feuille de papier blanc et un crayon en nous invitant à bien *nous isoler*, dans l'espoir que quelque esprit voudrait bien venir nous inspirer ou se mettre en rapport avec quelqu'un de l'assistance.

L'effet ne tarda pas à se produire : plusieurs

personnes se mirent à écrire : les unes lentement, avec hésitation, avec des ratures, traçant des lignes, des mots sans suite, des courbes plus ou moins capricieuses ; les autres avec rapidité, comme sans réflexion et sous l'influence d'une inspiration soudaine et irrésistible.

Tout à coup tous les crayons s'arrêtèrent, toutes les têtes se soulevèrent, tous les regards se portèrent vers le même point et l'attention se fit générale, intense, extraordinaire : l'un des médiums, le plus aimé, le plus apprécié pour ses communications fréquentes, venait de jeter au loin son crayon et son papier et, brusquement, de prendre la parole.

C'était un homme déjà âgé. Depuis un bon moment je l'observais ; j'avais remarqué chez lui des mouvements d'impatience, des gestes désordonnés, des changements de physionomie, et, finalement, sa respiration haletante et oppressée ; je suivais attentivement les progrès d'une hypnotisation qui s'accroissait de plus en plus, et qui, arrivée à son terme, avait fini par aboutir au plus profond somnambulisme.

Les assistants n'étaient certainement pas du même avis que moi, et pour eux le médium était entré en relation avec un esprit venu du dehors et qui allait parler par sa bouche.

Ce qui fut dit je n'ai pas à le répéter ; mais, pour moi, la communication qui nous fut révélée n'était autre chose qu'un rêve hallucinatoire, provenant soit de conversations, soit de lectures ayant eu lieu dans la journée ou quelques jours auparavant.

Ce médium s'était suggestionné et hypnotisé tout seul, en s'isolant du monde extérieur sur le conseil donné par le président ; sa nature spéciale l'avait conduit rapidement au degré le plus profond, très rare, de l'hypnotisme ; il s'était endormi complètement à l'état de somnambulisme ; dans cette situation il avait eu un rêve auquel nous assistions et dont il nous donnait connaissance.

Peu d'instants après, ce médium s'éveillait de lui-même, tout naturellement et sans se souvenir en rien de ce qui s'était passé.

Un autre médium, une dame, tomba également en crise et y alla aussi de sa petite improvisation qui se termina par une attaque de nerfs.

Comme, par la suite, cette dame se plaignait de douleurs généralisées dans tous les membres je lui proposai de l'en débarrasser.

Avec son consentement, je lui imposai une main sur le front et la priai de compter jusqu'à dix, lui affirmant qu'elle serait guérie au moment précis où elle prononcerait le mot dix.

Ce fut en effet ce qui arriva ; la malade déclara, à la stupéfaction, mais aussi à la satisfaction générales, qu'elle ne ressentait plus rien et que jamais elle ne s'était mieux trouvée.

Par un procédé analogue je soulageai un jeune

homme, mon voisin, d'un violent mal de tête qu'il devait à son état de surexcitation.

L'auto-suggestion inconsciente est absolument évidente dans tout ce que je viens de rapporter. Quant à l'assistance, composée en majeure partie, d'hommes et de femmes du peuple, à instruction tout au plus moyenne, elle était persuadée que je devais être moi-même, un médium d'une puissance supérieure puisque les esprits m'obéissaient avec tant de promptitude.

Ce fut ensuite le tour des médiums écrivains; chacun, à tour de rôle, donna connaissance de ce qu'il avait écrit ; chaque lecture était commentée par le président et expliquée selon la science spirite.

Je n'ai pas conservé le souvenir de tout ce qui fut dit et écrit ; mais certainement, toutes ces productions, dont quelques-unes étaient absurdes et d'autres fort remarquables, étaient dues à des auto-suggestions.

L'auto-suggestion volontaire, consciente ou inconsciente, se manifeste encore dans un très grand nombre de faits où l'on se trouve en présence d'actes de courage ou d'impassibilité pour la douleur.

Ainsi, chez certaines peuplades nègres : « Un homme qui n'est pas courageux est indigne du mariage ; une cérémonie usitée consiste à donner cent coups de fouet au prétendant; s'il bronche, la jeune fille le repousse. S'il montrait la moindre douleur, le public l'aurait hué et traité de lâche. » (Revue de l'hypnotisme).

Les martyrs chrétiens restaient impassibles au milieu de tortures les plus atroces ; ils offraient leurs souffrances à Dieu, persuadés qu'ils en seraient récompensés éternellement dans la vie future ; portant toute leur attention vers le ciel, ils devenaient étrangers aux douleurs corporelles.

Les stoïciens antiques supportaient les plus graves opérations avec l'auto-suggestion, dont ils se pénétraient, que la douleur n'est qu'un mot.

L'auto-suggestion involontaire et inconsciente est de beaucoup la plus fréquente ; elle entre en jeu dans presque toutes les circonstances, dans presque toutes les situations de la vie.

Nos projets, nos désirs, nos joies, nos chagrins sont presque toujours cause ou effet d'auto-suggestion.

Toute sensation qui pénètre jusqu'au cerveau et qui est perçue par lui, provoque une réaction et tend à se transformer en acte. Si la sensation est suffisamment énergique et l'impression sur le cerveau suffisamment forte, l'acte cérébral réactionnel se manifeste immédiatement ; tel est le cas d'une émotion plus ou moins violente.

Si au contraire la sensation est légère et qu'elle ne se reproduit pas ou qu'elle ne se renouvelle que rarement, à de longs intervalles, la réaction cérébrale n'est pas assez forte pour donner lieu à un acte extérieur et il peut même arriver que l'impression première s'efface et disparaisse.

Si la même sensation se reproduit souvent, si elle se renouvelle de façon continue ou à intervalles très rapprochés, la réaction cérébrale se fortifie, s'accroît, et, finalement, quand elle a acquis une énergie suffisante, l'acte provoqué s'effectue ; la force nerveuse accumulée s'épuise brusquement et tout rentre dans l'ordre, soit de façon définitive si les mêmes sensations ne recommencent pas, soit jusqu'à une prochaine occasion si les mêmes incitations viennent affecter de nouveau le système nerveux.

On peut faire entrer dans ce cadre les maladies dites nerveuses à crises intermittentes, telles que l'hystérie, l'hystéro-épilepsie, l'épilepsie et autres névroses qui, parfois, sont dues à l'hérédité, mais qui peuvent, peut-être aussi, être occasionnées par des auto-suggestions involontaires et inconscientes dont le diagnostic peut être fait quelquefois mais est souvent impossible.

On conçoit également que le genre de vie toujours le même et l'influence du milieu peuvent être des causes morbides prépondérantes et entretenir une maladie ou une infirmité de façon inconsciente ; et on comprend pourquoi, dans un grand nombre de cas, le praticien, à bout de moyens et de ressources conseille le changement d'air ou de climat, des occupations différentes et nouvelles, la distraction continuelle et même l'isolement.

Dans les cas de ce genre, il sera bon d'essayer le traitement suggestif.

On peut rattacher à l'auto-suggestion les habitudes vicieuses, les défauts; certaines obsessions et impulsions irrésistibles.

Voici un exemple de ces dernières.

Avec ou sans cause apparente, on est pris tout à coup d'un désir subit d'accomplir une action quelconque. Il peut se faire que, tout d'abord, cette action répugne, étant absurde, ridicule ou même criminelle. La raison intervient ainsi que le jugement pour inciter à résister et s'occuper d'autre chose. Mais la première idée se reproduit, d'autant plus vive et d'autant plus forte qu'il y a eu plus de résistance ; le raisonnement la repousse de nouveau et la lutte se précise davantage et devient incessante ; en fin de compte la bonne volonté succombe et l'acte répréhensible est commis ; l'esprit le réprouve et en a honte, mais il en ressent une satisfaction complète et ne tarde pas à reprendre sa tranquillité, tout heureux d'être débarrassé de la préoccupation qui le hantait. (P. Janet, *Automatisme psychologique*).

Tel est le cas de certaine grande dame, riche à profusion, pouvant satisfaire à toutes les fantaisies du luxe et de la vanité, et qui ne pouvait s'empêcher de voler des dentelles dans un des grands magasins de la Capitale, heureuse quand elle avait pu réussir sans être vue.

« Le vertige qui entraîne une personne à se

précipiter malgré elle dans le vide, montre, plus que tout autre acte, la puissance de l'auto-suggestion involontaire. Le sujet contemple le vide, il a la représentation mentale d'une chute ; or, toute idée d'acte s'accompagne d'exécution et cela d'autant mieux que l'idée est plus intense. »

« L'étude des particularités qui accompagnent le vertige montre comment se crée cette auto-suggestion. Rien n'est plus dangereux pour la provoquer que de lancer une pierre dans l'abîme ; on la suit des yeux et la représentation intense de la chute détermine à l'accomplir soi-même. »

« De même quand on traverse un gué il est recommandé de porter ses regards en amont. Si l'on suit en aval l'eau qui coule, l'idée de son mouvement incite à l'imiter et on quitte le gué pour suivre le courant. »

« Enfin on suscite le vertige si on met en garde la personne contre lui. »

« N'est-il pas de plus bel exemple de suggestion que le suivant ? Une jeune fille était allée en partie de plaisir dans les Alpes. On campe dans un endroit charmant. Comme, toute joyeuse et en jouant, elle se dirigeait vers un précipice, on la prévient que l'endroit est dangereux et on l'invite à revenir. Elle approche, au contraire, de l'abîme, le regarde et disparaît, saisie par le vertige. »

« Rapprochez de ce fait cet autre cas, infiniment moins grave mais de même ordre, d'une bonne qui lâchait régulièrement la vaisselle qu'elle tenait en main dès qu'on lui disait : Faites attention, vous allez tout casser ». (Dr Félix Regnault).

L'auto-suggestion peut être cause de suicide.

J'ai lu quelque part que, dans une prison, une nuit, un factionnaire fut trouvé pendu à une corde qu'il avait attachée par un fort clou à la guérite. On le détacha, on l'emporta et un autre soldat fut mis en sentinelle ; quand on vint pour le remplacer on le trouva pendu.

Cette double mort, mais la dernière surtout, donna lieu à toutes sortes de suppositions ; les camarades, effrayés, répugnaient à aller prendre la garde et un sergent s'offrit pour faire le service.

A peine fut-il seul qu'il sentit un petit choc sur la joue et, tournant la tête, il aperçut la corde fatale, qui, sous l'action d'un vent léger, se balançait doucement, en présentant le nœud coulant à la hauteur de son visage comme pour l'inviter à s'en servir ; peu à peu l'idée lui venait de se le passer autour du cou et il allait le faire lorsque le poste vint, fort à propos, le relever de sa faction.

Le sergent expliqua ce qui s'était passé, la suggestion à laquelle il s'était trouvé en butte et à laquelle il avait failli succomber ; on enleva la corde, ce à quoi l'on n'avait pas pensé tout d'abord, et tout fut dit.

La foi religieuse est cause de guérison par suite d'auto-suggestion inconsciente de la part du malade. J'ai déjà parlé des miracles de Lourdes et de quelques autres du même genre. Ils sont dus pour la plupart, afin de ne pas dire tous, à l'auto-suggestion du malade qui, possédant la foi, se confie dans la religion et dans les saints qu'il invoque.

Cette explication a toujours été admise depuis la plus haute antiquité.

Pour ne pas remonter trop loin en arrière, voici ce que disait le célèbre Paracelse, alchimiste et médecin (1493-1541).

« Que l'objet de votre foi soit réel ou faux, vous n'en obtiendrez pas moins les mêmes effets ; c'est ainsi que si je crois en une statue de Saint-Pierre comme j'aurais cru en Saint-Pierre lui-même, j'obtiendrai les mêmes effets que j'aurais obtenu de Saint-Pierre lui-même ; mais c'est là une superstition. C'est la foi cependant qui produit ce miracle et soit qu'elle est vraie, soit qu'elle soit fausse, elle produira toujours les mêmes prodiges ».

C'est en vertu de l'auto-suggestion, que les rois de France guérissaient les écrouelles en les touchant.

Les talismans agissent par auto-suggestion.

Beaucoup de médications, beaucoup de remèdes dits de bonne femme produisent parfois des effets excellents, toujours par auto-suggestion.

Dans un service d'hôpital une femme fut guérie par un traitement au mercure qui consistait en l'application d'un thermomètre dans l'aisselle ; on l'avait mis une première fois pour prendre la température, et comme la malade avait déclaré en avoir éprouvé un grand soulagement, on avait continué.

Des personnes très sérieuses prétendent se préserver des hémorrhoïdes ou en guérir en portant dans la poche un marron d'Inde ; il paraîtrait que ceux que l'on recueille à Lyon sont les plus efficaces.

La plupart des croyances et des superstitions produisent des effets variés grâce à l'auto-suggestion.

Un enfant pisse-t-il au lit ? menacez-le de lui faire manger un rat.

Si vous saignez du nez, une clef dans le dos arrête l'écoulement.

Connaissez-vous le moyen de guérir le coup de soleil ? [Il est très usité à la Guyane] et on l'emploi aussi en Algérie.

Voici en quoi il consiste :

On prend un verre ordinaire ; on le remplit d'eau complètement et on le ferme avec une étoffe de toile ; puis on le retourne en tenant la toile bien appliquée pour que l'eau ne s'écoule pas et on l'appuie aussi exactement que possible sur le front de la personne malade du coup de soleil ; l'eau ne tarde pas à entrer en ébullition, la tête du malade se rafraîchit et la guérison survient. Elle n'est pas toujours immédiate car il faut quelquefois recommencer l'opération deux ou trois fois par jour pendant plusieurs jours ; mais les bons effets obtenus sont presque toujours très rapides.

Certaines personnes mettent dans l'eau trois grains de maïs ou trois grains de blé ; du reste le nombre des grains et leur nature varie selon le pays. Ces grains montent et descendent dans le verre ajoutant ainsi à l'illusion qui fait croire que l'eau bout.

Or l'eau ne bout pas ; seulement, comme elle imbibe la toile, qu'une partie, dès lors, s'évapore ou sort du vase et que, quoi qu'on fasse, il s'en perd toujours quelques gouttes, l'air extérieur pénètre bulle par bulle dans l'intérieur : ce sont ces bulles montant du front du malade vers le fond du verre qui font croire à l'échauffement et à l'ébullition de l'eau et qui provoquent le mouvement ascensionnel des grains qu'elles rencontrent.

Quoi qu'il en soit, le procédé peut réussir et réussit, en effet, par auto-suggestion.

Ne souhaitez jamais bonne chance à un chasseur au moment de son départ pour la chasse, car, s'il n'est pas heureux, il sera persuadé que votre souhait en est la cause, il aura dans l'idée que vous lui avez porté malheur. C'est encore une auto-suggestion.

Que de gens, encore, croient à la sorcellerie, au bon et au mauvais œil et ne se doutent pas que leur imagination et les troubles de leur volonté sont le plus souvent en cause. S'ils voulaient bien réfléchir, ils ne tarderaient pas à reconnaître que leurs soucis, leurs craintes, leurs chagrins résultent, parfois, d'un état nerveux qu'ils se sont créé eux-mêmes.

Si, par hasard, nous reconnaissons, dans un état maladif, physique ou moral, que nous sommes sous le coup d'une auto-suggestion involontaire ou inconsciente, nous pouvons combattre cette auto-suggestion par la réflexion, le raisonnement et la volonté. Si ce n'est pas suffisant nous pouvons avoir recours à la suggestion faite par une autre personne pendant un des états hypnotiques quand c'est possible ; ou bien à l'auto-suggestion volontaire, à l'état de veille, faite par nous-même et répétée aussi souvent que cela sera nécessaire.

L'exercice de l'auto-suggestion volontaire a, comme la suggestion étrangère, d'autant plus de force que le système nerveux approche davantage de l'état passif ou de repos. Elle pourra se pratiquer avec fruit et sans encombre si le milieu qui nous entoure ne vient pas nous distraire, si les bruits extérieurs sont supprimés, si les exigences multiples et diverses de la vie sont laissées de côté et ne nous préoccupent pas.

D'où il résulte que l'auto-suggestion aura son

plus grand effet et sa plus grande puissance au moment où, retirés en nous-même et, pour ainsi dire, isolés, nous allons nous livrer au sommeil ou bien encore au réveil, quand nous sommes encore plongés dans une certaine somnolence.

C'est ainsi que fait l'écolier qui, désireux d'apprendre et de retenir sa leçon, la lit et la relit avant de s'endormir ; son esprit en est préoccupé pendant la nuit et la leçon se grave mieux dans la mémoire ; ou bien encore, ce même écolier consacre à étudier sa leçon les premiers temps qui suivent son réveil ; le cerveau reposé, perçoit mieux et retient.

Voici un cas dans lequel l'auto-auggestion volontaire pourra être appliquée avec succès ; je le cite parce qu'il se présente très fréquemment et que beaucoup de mes lecteurs pourront, un jour ou l'autre, en faire leur profit.

Dans le rhumatisme chronique, musculaire ou articulaire, il existe des douleurs causées par les mouvements et qui font que le malade n'ose pas faire jouer ses articulations ni contracter ses muscles. Si l'on pouvait supprimer la douleur, les mouvements s'exécuteraient et très souvent l'intégrité des régions malades pourrait se rétablir.

Les médicaments calmants de la médecine ordinaire sont sans effet parce qu'ils ne peuvent combattre un élément essentiel de la maladie qui consiste en une auto-suggestion inconsciente que se fait le malade : c'est qu'il ne peut remuer sans douleur.

Or, ce moyen de supprimer la douleur et de détruire de façon efficace l'auto-suggestion inconsciente, nous le possédons tous à notre disposition ; il suffit d'employer une auto-suggestion volontaire et voici comment :

Une fois dans votre lit, quand les bruits extérieurs ont cessé, dans le silence de la nuit, au moment que le sommeil va vous prendre, concentrez votre pensée, naturellement et sans effort, sur la région douloureuse et répétez-vous mentalement ceci : « Je ne souffre plus, je ne souffrirai plus, je peux remuer, je n'ai plus de douleur, etc. » Choisissez bien votre idée, exprimez-la simplement, répétez la suggestion dix fois, vingt fois ; reposez-vous un instant et recommencez jusqu'à ce que le sommeil vous gagne.

Le lendemain vous reconnaîtrez qu'un effet favorable a été obtenu ; s'il n'est pas complet, recommencez la nuit suivante et continuez, s'il le faut, pendant plusieurs nuits ; tous les phénomènes douloureux disparaîtront aussi bien et mieux qu'avec le meilleur des médicaments.

J'affirme qu'il en sera ainsi ; vous n'aurez qu'à essayer et vous serez surpris autant que satisfait des résultats produits.

Certainement il pourra vous arriver de ne pas réussir du premier coup, surtout si vous manquez de confiance et si votre volonté n'est pas assez énergique. Ce sera tout d'abord une affaire de patience, mais la pensée et la volonté ne tarderont pas à se discipliner ; dès que l'amélioration se fera sentir, vous aurez acquis la conviction que votre force nerveuse est toute puissante sur le point où vous l'aurez accumulée et que, par son action, vous pouvez modifier favorablement votre état de santé ou de maladie.

C'est tellement simple, tellement invraisemblable au premier abord, que beaucoup hausseront les épaules et témoigneront bruyamment de leur incrédulité. Peu importe.

Que les personnes de bonne foi, que celles qui n'ont pas de parti-pris et veulent connaître la vérité fassent l'essai de l'auto-suggestion et elles ne tarderont pas à être convaincues.

D'ailleurs le procédé n'a rien de dangereux et peut être employé dans beaucoup d'autres cas analogues.

Le Professeur Grasset, de Montpellier, a dit que la psychologie est la science de la volonté. Je dirai que l'auto-suggestion volontaire est une des applications les plus remarquables et les plus utiles de la direction de notre propre volonté. Par elle nous pouvons agir sur nos sens pour les maintenir en bon état, sur nos qualités pour les développer, sur nos défauts pour les corriger, sur nos douleurs physiques et morales pour les atténuer et les supprimer.

Si l'on veut bien y réfléchir on reconnaîtra que

ces assertions ne présentent aucune anomalie, aucune exagération.

En effet, la volonté est une conséquence de la puissance cérébrale et l'une des plus importantes manifestations de cette puissance.

Le bon état du cerveau permet à la volonté de fonctionner régulièrement et avec énergie ; inversement, quand la volonté est intacte, qu'elle s'exerce librement et fermement, le cerveau possède toute son intégrité et toute sa vigueur. Il y a plus. En vertu de cet axiome physiologique que tout organe qui travaille se fortifie et se développe, on peut dire que l'exercice continu de la volonté fortifie et développe l'organe producteur de cette fonction ; en retour, du moment que la force cérébrale s'accroît, l'intensité de la volonté se trouve aussi augmentée. Il y a là comme une sorte de cercle vicieux : l'organe et la fonction réagissent l'un sur l'autre et se perfectionnent mutuellement.

L'exercice continu de la volonté favorise donc l'activité cérébrale et celle-ci agit plus efficacement sur notre organisme.

Je crois devoir faire observer ici que, si les questions que je ne fais guère qu'ébaucher sont encore inconnues du plus grand nombre, leur constatation et leur étude ne tarderont pas à se répandre largement ; car, en France, du moins, elles sont absolument à l'ordre du jour.

Il est digne de remarque, en effet, que, depuis

plusieurs années, dans presque toutes les réunions savantes, dans presque toutes les sociétés médicales, il y a souvent une ou plusieurs questions qui se rapportent à la psychothérapie qui n'est autre chose que l'application de notre force psychique au traitement de nos maladies ; or, la suggestion et l'auto-suggestion sont au nombre des moyens les plus puissants que nous possédons pour diriger cette force.

Un Congrès vient, tout récemment, du 1er au 8 août 1902, d'être tenu à Grenoble.

« Ce Congrès a revêtu le caractère d'une véritable et brillante solennité, grâce à la présence des personnages les plus qualifiés du monde officiel et médical et aux remarquables allocutions qui y ont été prononcées. » (*Tribune médicale*, 20 août 1902).

Voici un extrait du discours prononcé par le docteur Bordier, directeur de l'Ecole de médecine de Grenoble, discours salué par les vifs applaudissements de toute l'assistance.

« La force psychique est susceptible, comme toute force, d'être mise en équation, comme la chaleur, la lumière, le mouvement, l'électricité. Elle est justiciable des instruments de recherche de la physico-chimie et c'est, attirés par cette idée, que, du monde entier, les savants viennent à Paris s'inscrire pour faire des expériences psychologiques à *l'Institut psychologique international*.

Déjà, les nouveaux traités de thérapeutique conseillent, dans bien des circonstances, d'avoir recours à la suggestion ; tantôt à la suggestion hypnotique, laquelle n'est pas toujours possible, tantôt à la suggestion à l'état de veille qui l'est toujours.

Il est de notoriété, en effet, que la médecine ordinaire, que les médicaments pharmaceutiques les plus variés demeurent souvent impuissants dans un grand nombre de maladies et, en particulier, dans presque tous les cas où le système nerveux est plus ou moins directement en cause.

Quand on a affaire à des états vagues de l'âme, à des chagrins, à des soucis ; quand il s'agit de malades atteints de neurasthénie, d'hypochondrie, de spleen, de névrose quelconque, il devient extrêmement difficile de formuler une ordonnance curative et même palliative. Le praticien emploie, souvent au hasard, par devoir professionnel et pour essayer (parce qu'il faut bien ordonner quelque chose au malade pour relever et entretenir sa confiance), toutes les drogues courantes à base de bromure, d'éther, de valériane, d'antipyrine, les alcaloïdes calmants et stupéfiants et il ne tarde pas à arriver au bout du rouleau.

Mais alors le malade se plaint de ses dépenses d'argent faites sans profit, de ses déplacements coûteux sans succès et sans amélioration ; et pourtant il ne faut pas le décourager, il faut gagner du temps parce que l'espoir fait vivre ; et alors on lui dit que c'est nerveux, que ça passera tout seul, à la longue, qu'il faut s'armer de patience, etc.

Finalement, le médecin est aussi ennuyé que son malade et il se débarrasse de celui-ci, pour un temps en l'adressant à Paris ou ailleurs chez un confrère en renom, ou bien en l'envoyant à Vichy, à Orezza, à Contrexéville ou dans toute autre station d'eaux minérales ou thermales.

D'autres fois, le médecin se contente de donner quelques conseils : « Prenez des distractions, amusez-vous, soyez gai, sortez, promenez-vous, allez à la campagne, faites de l'exercice, variez vos occupations, etc. »

Tout cela est naturellement sans effet et il ne saurait en être autrement parce que ces malades manquent de volonté : ou s'ils en ont, ne savent pas s'en servir. En tout cas, ces états maladifs sont le plus souvent d'origine psychique et peuvent alors être améliorés par la suggestion étrangère et par l'auto-snggestion

On devra, en pareille circonstance, utiliser la suggestion hypnotique si le malade est suffisamment suggestible et hypnotisable, la suggestion à l'état de veille dans le cas contraire. Chez les personnes intelligentes, capables d'un effort soutenu, on conseillera, en outre, l'auto-suggestion faite par le malade lui-même.

Toute dépression morale, tout affaiblissement dans le jeu des fonctions cérébrales, les troubles nerveux quelconques peuvent et doivent être combattus par la suggestion et l'auto-suggestion.

Généralement le malade lui-même entretient son mal par une auto-suggestion involontaire et inconsciente ; les effets ne peuvent en être atténués que par la suggestion étrangère et par une auto-suggestion personnelle, volontaire, consciente et continue.

Mais il faut que le malade et surtout son entourage, laissant de côté des préjugés ridicules et surannés, ne craignent pas d'accepter sans réserve la médication suggestive qui ne réclame de celui qui s'y confie que la foi dans la guérison et la confiance dans l'opérateur.

Ajoutons qu'un peu de patience aussi est nécessaire ; beaucoup de malades s'arrêtent trop tôt et cessent le traitement : les uns parce qu'ils vont mieux et pensent que l'amélioration obtenue ira toute seule en augmentant ; d'autres, parce qu'ils avaient espéré être guéris d'un seul coup et que leur attente a été trompée ; d'autres enfin qui, imbus d'idées fausses, persuadés que pour guérir il faut absolument dormir, perdent confiance dans la suggestion parce qu'ils n'ont pas dormi profondément et qu'ils se souviennent de tout ce qui s'est passé pendant l'opération à laquelle ils ont été soumis.

Comme nous le verrons plus loin, l'hypnotisme présente un grand nombre de degrés et le sommeil profond est très rare ; mais il n'est pas toujours nécessaire de dormir pour guérir.

Du reste, lorsque une auto-suggestion maladive a fortement imprégné le système nerveux pendant des mois et des années, il est difficile qu'une auto-suggestion en sens contraire et même que la suggestion hypnotique puisse l'effacer et la remplacer radicalement, séance tenante ou à bref délai.

De même, si le cerveau ou la moëlle sont atteints de lésions datant d'une époque déjà éloignée, ces lésions ne sont pas toujours réparables intégralement ; et les fonctions abolies qui correspondent aux régions affectées ne peuvent se rétablir tout de suite, si toutefois cette réparation est possible.

Il faut du temps et de la constance ; l'auto-suggestion personnelle et la suggestion étrangère doivent être employées séparément ou ensemble, avec persistance et régularité.

C'est surtout quand la lésion primitive n'existe plus, qu'elle a été réparée ou qu'il s'est produit une suppléance ou bien quand la cause du mal est purement psychique et que l'impuissance fonctionnelle est seule en cause qu'on peut espérer une guérison rapide ou immédiate ; et cela, parce que, en réalité, la maladie vraie ou apparente, est devenue, inconsciemment, une habitude vicieuse.

En 1899, me trouvant à Hammam-bou-Hadjar, la directrice de l'établissement thermal me pria de voir une demoiselle, âgé de vingt-six ans, paralysée depuis deux ans de la jambe droite et du bras droit ; les bains, qu'elle prenait depuis une quinzaine de jours n'avaient amené aucun changement dans son état et le personnel était fort mécontent, prétendant que cette malade faisait du tort à l'établissement et à la bonne renommée des eaux et qu'elle devrait s'en retourner dans sa famille.

Je soumis la demoiselle à la suggestion à l'état de veille ; je lui fis constater que les articulations du membre supérieur et du membre inférieur étaient absolument libres et nullement ankylosées ; je lui persuadai qu'elle était capable de s'en servir et qu'il lui suffisait de vouloir. Le résultat fut immédiat ; et, lorsque la voiture, qui faisait le service du village à la source, transporta la malade pour le bain suivant, les personnes présentes furent très surprises de la voir en descendre à peu près sans aide et marcher sans le secours de personne.

J'ai su, un mois après, que la guérison se maintenait.

Je n'ai jamais revu cette demoiselle. Je crois que sa paralysie, d'origine hystérique probablement, ne s'accompagnait d'aucune lésion organique ; elle était entretenue par l'idée, qu'avait la malade, de ne pouvoir remuer ni son bras ni sa jambe ; inconsciemment, elle s'était fait l'auto-suggestion qu'il lui était impossible de s'en servir.

Les cas de guérison aussi rapides sont très rares ; cependant, en voici un autre tout aussi heureux.

Il s'agit d'une héméralopie chez un enfant de onze ans environ pour laquelle j'ai été consulté en 1902.

L'héméralopie est une maladie qui consiste dans une diminution considérable de la vision survenant brusquement dès que le jour baisse, à tel point que le malade, tout à coup, a de la peine à se conduire.

Chez cet enfant la maladie datait de deux mois seulement et semblait avoir pris naissance subitement, sans cause connue.

L'enfant était très suggestible. Je le soumis à la suggestion hypnotique ; dès la première séance la vision fut rétablie ; elle persista après une deuxième et une troisième séances : et la guérison fut définitive.

Il n'est pas rare de rencontrer des cas où, avec ou sans lésions organiques existantes, le malade se renferme trop en lui-même, songe constamment à son mal et est entretenu dans son auto-suggestion propre par la suggestion répétée et inconsciente que lui font sans cesse les personnes qui l'entourent, en lui trouvant l'air fatigué, en prenant compassion de lui, en constatant que l'état général devient mauvais, que l'état local est plus grave, etc

Dans ces conditions, la suggestion et l'auto-suggestion curatives ont moins de prise et peuvent être tout à fait impuissantes.

Si vous voulez soulager un malade, si vous voulez le pousser vers la guérison, trouvez qu'il a bonne mine, qu'il semble plus fort, qu'il va mieux depuis que vous ne l'aviez vu. Ne lui dites jamais qu'il va mal. N'oubliez pas que l'état physique se rapporte beaucoup à l'état moral et que le plus souvent il en dépend ; vous pourrez ainsi combattre, efficacement, ses auto-suggestions maladives.

En tenant compte de l'auto-suggestion on pourra comprendre pourquoi certains médicaments ont une action irrégulière ; telle potion, la première, celle que le pharmacien a composée en recevant l'ordonnance, après la visite du médecin, a produit un effet excellent ; le malade encouragé fait, sans autre consultation, renouveler sa bouteille et il n'en éprouve aucun soulagement.

Il se plaint que la préparation ne ressemble pas à la première ; peu s'en faut qu'il n'accuse le pharmacien de l'avoir trompé, de ne pas lui avoir donné ce qu'il fallait.

Et pourtant, la raison de cette différence d'action est bien simple : la première fois, l'auto-suggestion développée par la présence ou par les paroles du médecin avait opéré avec énergie ; l'auto-suggestion était plus faible ou n'existait plus la seconde fois.

On peut expliquer encore par l'auto-suggestion

les effets si remarquables obtenus par les pilules de mie de pain ordonnées à propos et dont le malade ignorait la composition, l'ordonnance étant en latin : *mica panis*.

Je termine en reproduisant la formule d'une préparation fameuse qui, sous le règne de Napoléon III, fut conseillée, à Paris, à une dame de la cour, par un petit médecin de quartier qui lui dut sa fortune.

Aqua sequana........	100	grammes
Illa repetita..........	20	—
Eadem................	5	—

pour ceux qui ne comprennent pas le latin :

Eau de la Seine.....	100	grammes
Cette eau répétée....	20	—
La même	5	—

Le remède opéra par auto-suggestion et la réussite fut merveilleuse.

VI

DE L'HYPNOTISME

La grande majorité du public ne connaît, de l'hypnotisme et de la suggestion que l'on confond souvent avec lui, que les expériences faites à grand fracas par des hypnotiseurs de passage.

Ces prétendus professionnels se font annoncer bruyamment par des affiches et par les journaux ; leur photographie s'étale aux vitrines et aux devantures des magasins ; une réclame tapageuse célèbre leurs exploits et proclame pompeusement leur science, leur habileté, leur pouvoir surnaturel, leurs talents merveilleux.

« Le professionnel va de ville en ville, mettant tout le monde en émoi sur son passage, frappant d'étonnement les foules superstitieuses qui lui attribuent le don de faire des miracles, et jetant partout, avec arrogance et dédain, un audacieux défi à la science et aux savants. » (Dr LADAME). *Congrès de l'Hypnotisme, 1890.*

Pour les représentations publiques, le professionnel fait appel à la bonne volonté de l'auditoire et invite les assistants à venir sur la scène ; quel-

3**

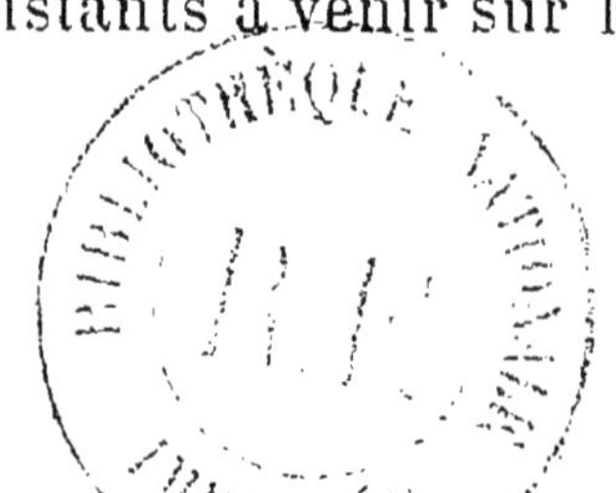

ques jeunes gens se risquent, curieux ou incrédules ; quelques compères se joignent à eux : l'hypnotiseur fait son choix et les expériences commencent.

Si dans le nombre des volontaires se trouve un sujet très suggestible, malheur à lui ! A peine est-il hypnotisé qu'il devient une véritable machine entre les mains du brillant hypnotiseur. L'opérateur est sans pitié ; il faut bien qu'il gagne son argent, soutienne sa réputation, amuse la foule. Aussi, sans transition, sans aucune mesure, l'hypnotisé passe successivement par les sensations les plus opposées, par les sentiments les plus contraires : de la terreur à la joie ou à la colère, du mouvement le plus vif à l'immobilité de la catalepsie, etc.

Qu'importe si son cerveau, secoué par les hallucinations les plus violentes, risque de se détraquer !

« L'hypnotisé est livré en spectacle à la foule vibrante d'émotions malsaines, tourné publiquement en ridicule, fasciné brutalement, halluciné jusqu'à la folie furieuse, mis aux abois par les suggestions grotesques que le magnétiseur lui ordonne d'accomplir, au risque de compromettre sa santé mentale ou physique ..» (Dr LADAME ; *loc. cit.*)

La science n'a rien à gagner à de pareilles exhibitions ; les spectateurs en sortent indécis, incrédules ou enthousiastes.

Les indécis éprouvent du doute ou de l'appréhension ; ils se demandent si les expériences qu'ils ont vu sont bien réelles, s'il est possible qu'un homme puisse posséder une puissance pareille sur son semblable.

Les incrédules se moquent et tournent en dérision des faits cependant bien avérés ; ils croient à des compères, à une leçon bien apprise, à un truc, à des tours de prestidigitation.

Les enthousiastes veulent, à leur tour, faire des expériences qui ne sont pas toujours sans danger entre des mains maladroites.

Il y a quelques années, à la suite d'un spectacle public donné par un professionnel dans la ville de X... que j'habitais et qui est entourée d'un mur d'enceinte rectangulaire de six cents mètres sur huit cents, trois jeunes gens, un soir, voulurent essayer de faire de l'hypnotisme ; l'un d'eux s'endormit après fixation d'une bougie allumée. Ses camarades lui firent la suggestion qu'avant d'aller se coucher il ferait le tour du rempart, à l'extérieur ; puis il voulurent le réveiller, et ne pouvant y parvenir, vinrent me demander conseil.

Quand ils retournèrent auprès de leur camarade qu'ils avaient enfermé à clef, celui-ci était debout, s'étant éveillé seul.

Dès que la porte fut ouverte, il se lança au dehors, sortit de la ville en courant et se mit en mesure d'exécuter la suggestion que les autres, dans leur trouble, avaient totalement oublié.

Il était environ minuit ; il pleuvait ; le malheureux rentra chez lui fort tard, dans un état pitoyable, ayant perdu en route son pardessus et fait plusieurs chutes dans l'eau et dans la boue.

Les représentations publiques devraient être sinon interdites, du moins réglementées ; elles ont l'inconvénient, très grave d'entretenir une terreur mystérieuse de l'hypnotisme dont ne peuvent se défendre même certains esprits des plus éclairés et d'en faire redouter l'emploi dans beaucoup d'occasions, où, aidé de la suggestion, il peut seul et doit être employé.

Les représentations publiques ont encore le grand tort de répandre dans le public des idées fausses, fort difficiles à détruire et qui font que si un médecin consciencieux veut se livrer à la pratique de l'hypnotisme dans le but d'être utile à certains malades qu'il est impossible de guérir ou de soulager autrement, d'aucuns le traitent de charlatan et d'autres le mettent sur le même pied que les somnambules de foire plus ou moins extra-lucides.

Et dès lors, les médecins qui ne connaissent pas l'hypnotisme négligent de l'étudier ; ceux qui le connaissent n'osent pas s'en servir. Il n'est pas donné à tout le monde de se moquer des préjugés et du qu'en dira-t-on. Avant tout, il faut vivre.

Et cependant, l'hypnotisme existe réellement ; et son utilité est incontestable, affirmée par des expériences véritablement scientifiques et par des guérisons nombreuses et certaines.

Il est devenu, de nos jours, un agent thérapeutique de premier ordre que tous les médecins devraient avoir à leur disposition : car l'hypnotisme est à la portée de tout le monde ; c'est une science que chacun peut étudier, apprendre et utiliser.

Il ne faut pas croire que l'hypnotiseur est un être à part, un être privilégié possédant une force de volonté spéciale et que, seul, il est capable d'influencer son semblable et de provoquer certains phénomèmes.

Il ne faut pas, non plus, se contenter de voir dans l'hypnotisme le côté merveilleux et se livrer à quelques expériences plus ou moins amusantes. Il faut s'y intéresser aussi parce qu'il a son côté utile, bienfaisant, et c'est là surtout ce qu'il faut considérer.

N'ayons donc aucune appréhension quand il s'agit de nous en servir ; bien manié, bien dirigé, bien connu, il est absolument sans danger et ne présente que des avantages.

Certainement, entre des mains maladroites ou criminelles, il peut, quoique rarement, présenter quelques dangers. C'est une raison de plus pour ne pas le repousser, mais au contraire, pour se livrer à son étude et à son emploi afin de le bien connaître et de se mettre en garde contre les risques à courir.

Il n'y a pas que l'hypnotisme qui puisse présenter des inconvénients ; beaucoup de médicaments pharmaceutiques, d'un usage journalier sont dans le même cas.

Est-ce que l'opium, la digitale, la quinine ne sont pas dangereux ? et cependant tout le monde s'en sert. Mais l'action nocive, les effets nuisibles que ces médicaments peuvent exercer sont connus et il est possible de les éviter.

Il faut encore se garder d'un enthousiasme exagéré ; il ne faut pas faire de l'hypnotisme une panacée universelle, car il ne guérit pas tout, il ne s'applique pas à chaque malade, il peut être impuissant comme toute autre médication.

Qu'entend-on par hypnotisme ?

Vulgairement, ce mot est synonyme de fascination, surprise, étonnement, immobilisation, etc.

Ainsi, le serpent hypnotise, fascine l'oiseau par son regard, la souris est hypnotisée, immobilisée, par le chat.

C'est le sentiment de la terreur qui, dans ces deux exemples, agit sur la souris et sur l'oiseau.

On dit encore qu'on est hypnotisé, ébloui par un beau spectacle.

On peut être hypnotisé, surpris par une nouvelle inattendue.

Au point de vue scientifique, l'hypnotisme est

l'ensemble de certains états particuliers du système nerveux déterminés, ordinairement, par des manœuvres ou des procédés artificiels.

Pour Charcot et l'Ecole de Paris, les états hypnotiques sont au nombre de trois : léthargie, catalepsie, somnambulisme.

Il serait trop long d'énumérer avec détails les propriétés neuro-sensorielles qui appartiennent à ces trois états ; qu'il me suffise de citer un symptôme principal, différent dans chacun d'eux et qui permettra de les reconnaître et de les distinguer facilement.

Dans la léthargie il y a résolution musculaire totale : si on soulève un bras et qu'on le lâche quand il est en l'air, il retombe tout d'une pièce, complètement inerte.

Dans la catalepsie il y a immobilité des membres avec conservation des attitudes qu'on leur imprime : si on soulève un bras et qu'on l'abandonne à lui-même, il demeure dans la position où on l'a mis.

Dans le somnambulisme l'activité musculaire est conservée : le malade marche et se meut comme à l'état de veille.

Dans ces divers états, les sens spéciaux, par exemple, l'ouïe, la vue, l'odorat, deviennent extrêmement sensibles.

Ainsi, certains sujets peuvent lire, dans l'obscurité, une page imprimée qu'ils ne peuvent déchiffrer, à la même distance, à l'état de veille et en pleine lumière.

J'ai donné mes soins à une dame qui, hypnotisée et assise dans mon cabinet, m'entendit, un jour, parler à une quinzaine de mètres de distance, séparée de moi par deux murs pleins et deux portes fermées.

L'augmentation de la force musculaire dans la catalepsie peut devenir énorme ; ainsi, par exemple, on tend le bras du sujet bien raide et horizontal et on peut, sur la main ouverte, placer des poids considérables sans que le bras retombe ; ce serait impossible à l'état de veille.

Il en est de même de l'intelligence et de la mémoire qui, dans le somnambulisme, peuvent devenir d'une acuité extraordinaire par la concentration de l'activité cérébrale sur une seule et même idée.

On retrouve, d'ailleurs cette surexcitation des facultés cérébrales dans certains cas de somnambulisme spontané.

Ainsi, il arrive parfois, dans les écoles, que des élèves font leurs devoirs pendant la nuit et sont tout étonnés, le lendemain, en présence du travail qu'ils ont accompli pendant leur sommeil, quelquefois sans en avoir le souvenir.

Des savants et des artistes ont pu, en état de somnambulisme spontané, accomplir des œuvres dont ils étaient incapables à l'état de veille.

Chez une de mes malades qui ne connaissait pas exactement la cause de sa maladie, j'ai pu, par la suggestion hypnotique, accumuler le souvenir sur le début du mal et il a été possible de remonter à la source véritable ; la malade a révélé des faits et fourni des explications que son entourage et sa famille ignoraient totalement.

L'hypnotisme de Charcot est encore appelé hypnotisme de la Salpètrière, hypnotisme de l'École de Paris, et aussi grand hypnotisme

Pour plus amples détails, voir la communication faite en 1882 par Charcot à l'Académie des Sciences.

Je n'insiste pas davantage parce que ces divers états hypnotiques se présentent très rarement dans la pratique avec leur netteté classique. Charcot, du reste, ne les a obtenus et n'opérait que chez certaines femmes hystériques.

L'hypnotisme de l'Ecole de Nancy, dit encore petit hypnotisme, présente quelques différences : c'est celui que l'on rencontre communément et il constitue le véritable hypnotisme thérapeutique.

Pour le Dr Liébeault, le sommeil hypnotique comprend six degrés :

1° Torpeur, somnolence, engourdissement ;

2° Commencement de catalepsie ; si on élève le bras du sujet et qu'on l'abandonne à lui-même, il demeure dans la position où on l'a mis pendant un temps plus ou moins long ;

3° Automatisme rotatoire ; si on fait tourner les bras du sujet l'un autour de l'autre et qu'on les lâche, le mouvement continue malgré le sujet si on lui suggère qu'il ne peut s'arrêter.

4° Le sujet demeure étranger à tout ce qui se fait autour de lui, n'entend que l'hypnotiseur et, au réveil, ne garde le souvenir que de ce qui s'est passé entre l'hypnotiseur et lui.

5° Sommeil somnambulique ordinaire : le sujet n'a plus aucun souvenir au réveil, il est hallucinable pendant le sommeil ; les hallucinations s'effacent au réveil.

6° Sommeil somnambulique profond : perte complète de souvenir au réveil ; les hallucinations suggérées pendant le sommeil persistent après le réveil si on l'a ordonné.

Remarque : il y a donc quatre degrés dans lesquels le sujet a le souvenir et la conscience complète de tout ce qui se fait, de tout ce qui se passe ; il n'est pas *endormi*. Dans les deux derniers degrés le sujet agit comme dans un rêve ; si on lui ordonne de se souvenir il se souvient. Par suggestion on peut passer des derniers degrés aux premiers ; mais l'inverse n'a pas lieu ; beaucoup de sujets s'arrêtent aux degrés inférieurs et la suggestion est impuissante à provoquer les degrés supérieurs. L'hypnotiseur peut le moins, il ne peut pas le plus.

Ces différentes phases hypnotiques, créées pour les besoins de la description se succèdent insensiblement et sans transition apparente ; bien souvent, *on ne s'aperçoit pas de la dispurition de l'état normal.*

Leur production dépend rarement de la volonté

de l'opérateur ; chaque sujet peut aller jusqu'à un certain degré qu'il ne dépasse presque jamais et qui dépend uniquement de sa suggestibilité plus ou moins grande.

Le Dr Bernheïm a établi une classification un peu plus détaillée puisqu'elle comprend neuf degrés ; dans les six premiers, il y a souvenir au réveil ; dans les trois derniers il y a absence de souvenir.

1° Le même ou à peu près que celui du Dr Liébeault ;

2° Le sujet ayant les yeux fermés ne peut les ouvrir spontanément si on le défie de le faire :

3° Catalepsie suggestive avec possibilité de la rompre : si on donne au bras une certaine position et qu'on défie le sujet de la rompre, il le peut ;

4° Impossibilité de changer l'attitude provoquée ; en outre, le plus souvent, automatisme rotatoire ;

5° Contracture suggestive : on ferme la main du sujet et il ne peut l'ouvrir ; on fléchit son bras et il ne peut le redresser ; à ce degré, ordinairement, on peut, par suggestion, provoquer l'insensibilité à la douleur.

6° Obéissance automatique : le sujet est inerte et passif tant qu'on l'abandonne à lui-même ; par suggestion il marche, s'arrête, parle, etc.

Remarque : Dans aucun de ces degrés le sujet n'est susceptible ni d'illusions sensorielles ni d'hallucinations ; au réveil il se souvient de tout et, le plus souvent, *déclare qu'il n'a pas dormi.*

7° Somnambulisme avec perte de souvenir au réveil ;

8° Somnambulisme avec perte de souvenir au réveil et hallucinabilité pendant le sommeil.

9° Somnambulisme avec absence de souvenir au réveil et possibilité de réaliser des hallucinations hypnotiques et post-hypnotiques.

Remarque : Dans cette classification il y a six états sans sommeil où le sujet est simplement influencé et a la certitude de ne pas dormir ; il y a trois états où le sommeil semble avoir lieu réellement.

C'est la même proportion des deux tiers que dans la classification du Dr Liébeault. Les mêmes remarques sont applicables ; un grand nombre de sujets se maintiennent dans les degrés sans sommeil et il ne dépend pas de l'opérateur de les induire aux degrés élevés.

Il arrive souvent, du moins dans ma pratique personnelle, que le phénomène de l'occlusion des yeux, qui constitue le deuxième degré, ne peut être obtenu que lorsqu'on a déjà produit la catalepsie suggestive et même l'automatisme rotatoire, c'est-à-dire le troisième ou le quatrième degré ; il est bon d'en être prévenu afin de ne pas avoir d'échec quand on défie le sujet.

De l'exposé des classifications précédentes, il résulte que l'hypnotisme de Charcot, dit aussi hypnotisme de la Salpêtrière ou grand hypnotisme est différent de l'hypnotisme des Liébeault, Bernheïm, etc., dit encore petit hypnotisme ou de l'Ecole de Nancy.

Dans l'hypnotisme de Paris il n'existerait que les degrés supérieurs admis par les hypnotiseurs de Nancy et on ne tiendrait pas compte des degrés inférieurs.

De nombreuses controverses ont eu lieu pendant quelques années entre les deux Écoles. Le grand nom et la grande autorité de Charcot ont longtemps recruté des partisans de ses idées. Mais aujourd'hui il est admis que, en tant que phénomènes hypnotiques primitifs, la léthargie et la catalepsie seraient extrêmement rares, exceptionnels ; on peut les produire par la suggestion, par l'éducation et par l'entraînement des sujets ; mais comme états primitifs et d'emblée, on ne les rencontre, pour ainsi dire, presque jamais.

Les théories et les procédés de l'Ecole de Nancy ont fini par prévaloir et l'accord a pu s'établir avec l'Ecole de Paris.

« En effet, avec le professeur Raymond qui a remplacé Charcot à la Salpêtrière, l'hypnotisme de Paris, qui avait été presque exclusivement physiologique et expérimental, est devenu psychologique et thérapeutique comme celui de Nancy.

« C'est le professeur Raymond qui a ouvert solennellement en 1900 le deuxième Congrès où l'hypnotisme apparaît surtout sous la forme psychologique et curative ». (*Revue de l'Hypnotisme*).

Nous admettrons donc avec l'Ecole de Nancy, avec la plupart des praticiens et des savants de notre époque, que l'état hypnotique se manifeste presque toujours sous la forme d'un somnambulisme plus ou moins léger, plus ou moins profond, se subdivisant en deux variétés fondamentales : d'une part les états *somnambuloïdes* d'autre part les états *somnambuliques* proprement dits.

Dans les états somnambuloïdes il y a souvenir au réveil, conservation de la conscience et de la sensibilité ; le sujet est suggestible mais il n'exécute pas toujours les ordres qui lui déplaisent.

Dans les états somnambuliques, il y a absence de souvenir au réveil, perte de la conscience et de la sensibilité ; le sujet agit automatiquement ; il peut être hallucinable. Ces derniers états sont les seuls auxquels on peut appliquer le mot de sommeil.

Dans son ouvrage sur la suggestion le professeur Bernheïm rapporte que la proportion des somnambules ne conservant pas de souvenir au réveil est de quinze à dix-huit pour cent chez M. Liébeault qui opère surtout sur des gens du peuple ; lui-même, dans sa clientèle privée, arrive à un chiffre à peu près semblable ; mais dans son service d'hôpital le nombre des somnambules, avec amnésie au réveil, serait de huit sur dix.

Je ne me permettrai pas de mettre en doute les affirmations du professeur Bernheïm et je les admets à cause de l'influence que peuvent lui donner sur les sujets sa grande réputation et les conditions particulières dans lesquelles il opère ainsi que le Dr Liébeault.

Mais il faut se placer à un point de vue plus général et tenir compte de ce que le praticien ordinaire n'a généralement qu'un seul malade à traiter, que son autorité n'est pas comparable à celle des grands maîtres de Nancy et que l'influence de l'imitation se trouve supprimée le plus souvent.

Dans ces conditions, je crois pouvoir affirmer que le sommeil hypnotique vrai, sans souvenir au réveil, ne se produit guère qu'une fois environ sur quinze ou vingt sujets non entraînés.

Les états somnambuloïdes sont ceux que l'on rencontre le plus ordinairement chez un sujet neuf. A la longue, après un certain nombre d'hypnotisations suivies et suffisamment rapprochées, la suggestibilité se développe et le degré d'hypnose s'élève dans la série pour arriver *quelquefois* jusqu'au véritable sommeil somnambulique.

Dans la pratique on ne doit pas trop compter sur ce résultat, le plus grand nombre des sujets ne dépassant jamais les degrés inférieurs ou cessant de venir chez le médecin après un nombre insuffisant de séances et au moment même où ils commencent à être entraînés sérieusement.

Aussi admettrons-nous que les cas où il n'y a pas souvenir au réveil sont exceptionnels. Nous rencontrerons presque toujours les premiers degrés et nous aurons à exercer la suggestion hypnotique dans les états somnambuloïdes, c'est-à-dire dans les états où le sujet ne dort pas.

Chez les sujets habitués, qui ont été soumis à des hypnotisations fréquentes et répétées à de courts intervalles, on pourra se permettre de suggérer le sommeil et on l'obtiendra parfois ; on provoquera, en tout cas, l'illusion du sommeil ; et le sujet, quand il sera revenu à l'état normal, pourra déclarer avoir dormi. Mais, comme effet spontané, le sommeil semble exister rarement.

Ainsi donc le sujet hypnotisé ne dort pas ou plutôt il dort rarement ; il peut présenter les apparences du sommeil ; il semble dormir ; il pourra rester sourd aux paroles que lui adressera une tierce personne et ne répondre qu'aux suggestions, aux demandes et à la voix de son hypnotiseur ; car il demeure constamment en rapport avec celui-ci, même dans les états les plus avancés. Il paraît étranger à tout ce qui l'entoure, à tout ce qui se passe autour de lui, mais presque toujours il en a conscience et il s'en souvient au réveil, c'est-à-dire à son retour à l'état normal.

Si l'on fait asseoir ou coucher le sujet et qu'on lui ferme les yeux, il demeure immobile dans sa position ; il n'est pas endormi mais simplement influencé ; l'état particulier dans lequel il se trouve a l'apparence du sommeil, mais seulement l'apparence.

Le mot *sommeil* est donc inexact pour caractériser la situation dans laquelle se trouve l'hypnotisé et cependant tout le monde s'en sert et il en résulte, dans le public et chez les opérés, une idée absolument fausse.

L'Ecole de Nancy a propagé cette manière de parler erronée et cette confusion en conservant un terme consacré par les magnétiseurs anciens.

Le Dr Liébeault lui-même a donné l'exemple par son ouvrage intitulé : *Le sommeil provoqué et les états analogues*.

Le professeur Bernheïm, au Congrès de l'hypnotisme, s'est élevé contre cette expression de *sommeil provoqué* ; mais, de son côté, dans la description qu'il donne de son procédé d'hypnotisation par suggestion, il emploie ces paroles : « dormez, continuez à dormir » ; et, dans la préface de son ouvrage, il dit qu'il endort, etc...

Le sommeil n'est donc pas, comme on pourrait le croire, le facteur principal dans les phénomènes hypnotiques ; il constitue, quand il est produit, une circonstance purement accessoire, sans importance fondamentale, et il peut faire entièrement défaut sans que les résultats soient modifiés.

Le magnétiseur Lafontaine, dans l'*Art de magnétiser*, affirme que le sommeil ni le somnambulisme ne sont pas nécessaires pour obtenir la guérison.

Le Dr Philips n'est pas moins explicite : « la désignation d'hypnotisme est inexacte parce qu'elle donne faussement à entendre que le caractère essentiel et constant des phénomènes qu'elle représente est le sommeil ».

Le baron Du Potet, magnétiseur, est aussi affirmatif : « l'individu magnétisé dort ; j'emploie ce mot parce qu'il est consacré par le temps, mais ce n'est pas un véritable sommeil. »

Ceci étant bien admis, comme ces dénominations *hypnose*, *hypnotisme*, *sommeil* sont employées couramment soit dans les suggestions, soit dans les descriptions des faits hypnotiques, nous nous en servirons à défaut d'autres plus précises et mieux appropriées.

Par convention nous emploierons indifféremment, comme équivalentes, les expressions : *état hypnotique*, *sommeil hypnotique*.

Quand on adresse la parole à une personne endormie du sommeil naturel, généralement on la réveille ; la personne hypnotisée ne se réveille que si on le lui commande.

Dans le sommeil hypnotique, le sujet est soumis à la volonté et à l'influence de l'hypnotiseur obéissant à sa voix, à ses gestes et à ses ordres, acceptant sans s'y opposer et sans raisonner les suggestions que celui-ci peut lui faire, pourvu que ces suggestions lui plaisent, concordent avec ses désirs, donnent satisfaction à ses idées, et alors il obéit avec une docilité et une complaisance parfaites.

Mais si la suggestion lui déplaît, si elle lui répugne, il lutte contre elle et peut, pas toujours, mais souvent, lui opposer une résistance victorieuse.

Car son moi n'est pas aboli complètement ; son indépendance est conservée et persiste dans une certaine mesure.

Ce n'est que dans les états profonds de l'hypnose, ceux que l'on rencontre le plus rarement, que la personnalité peut disparaître totalement et que la suggestion devient irrésistible, même quand elle est désagréable au sujet ; et alors celui-ci agit inconsciemment sans se rendre compte de ce qu'il fait, ni pourquoi il le fait.

Au point de vue thérapeutique, de nombreuses expériences de suggestion, se comptant par milliers, ont démontré que, contrairement aux idées reçues et répandues parmi le public, admises par beaucoup de médecins qui n'ont jamais employé l'hypnotisme, il n'est pas nécessaire d'arriver aux degrés somnambuliques pour obtenir un effet curatif ; les états somnambuloïdes sont suffisants.

Dans tous ces degrés, depuis le premier jusqu'au dernier, en passant par tous les intermédiaires, le sujet hypnotisé demeure constamment en relation avec l'opérateur et souvent aussi avec toutes les personnes présentes ; il peut parler, ouvrir les yeux, marcher ; de telle sorte que les assistants et le sujet lui-même peuvent croire qu'il n'y a ni sommeil ni influence alors que, cependant, l'état hypnotique existe réellement, que la suggestion est possible et se réalise.

Cette idée de sommeil nécessaire et non produit est l'obstacle le plus grand que l'on rencontre dans l'emploi de la suggestion et pour sa réussite ; elle constitue parfois une difficulté insurmontable, car il peut en résulter chez le malade un manque de confiance et une auto-suggestion consciente qui s'opposent à la suggestion venue du dehors et l'empêchent d'agir.

Il ne semble pas douteux, au premier abord, que, plus l'état d'hypnose sera avancé dans la série plus sera énergique l'impression produite sur le système nerveux par la suggestion. Ce n'est pourtant pas l'avis de tout le monde.

Dans un travail inséré dans la *Revue de l'hypnotisme* du mois d'avril 1902, le professeur Spehl, de l'Université de Bruxelles, prétend que la suggestion à l'état de veille est la plus efficace ; aussi, après plusieurs années d'observations, a-t-il renoncé à l'hypnotisation préalable.

Il est certain que le procédé de suggestion vigile, sans hypnose, peut donner des résultats excellents quand le malade a une confiance absolue dans l'opérateur. Il présente, en outre, un avantage énorme : le malade a la certitude de ne pas aliéner sa personnalité et, de plus, il sait exactement tout ce qui a été suggéré ; c'est toujours, pour lui et pour le médecin, une très grande garantie.

Il semble pourtant que la suggestion à l'état de veille est insuffisante dans bien des cas et qu'un état hypnotique de la série somnambuloïde est préférable. Du reste, en faisant de la suggestion à l'état de veille à un sujet,si peu impressionnable qu'il soit,il est bien rare que l'on n'obtienne pas un certain degré d'hypnose, même sans chercher à le produire. Aussi le professeur Spehl ajoute-t-il qu'il opère,sinon à l'état de veille, du moins à l'état de conscience parfaite.

Si, par hasard, le médecin rencontre un cas de somnambulisme profond, il peut, par la suggestion combattre la perte de souvenir ; il doit même suggérer au sujet qu'après son réveil il se souviendra ; autrement celui-ci une fois éveillé, ne sachant pas exactement ce qui a pu se passer, peut se torturer l'esprit pour se l'expliquer et admettre des explications baroques ou fantaisistes ; et il peut, dès lors, se faire que la suggestion se heurte à des idées préconçues, à des craintes, à des appréhensions, à des répugnances qui peuvent la combattre et empêcher ses effets ultérieurs.

Lorsque le sujet est suggestionné à l'état de veille ou dans un état de sommeil léger, que la suggestion est faite de telle sorte qu'il en ait bien conscience et qu'elle concorde avec sa propre volonté, l'action se produit sans aucun trouble et la réussite est plus probable.

De tout ce qui vient d'être exposé, il résulte que la production d'un état hypnotique n'est presque jamais le résultat d'une faculté spéciale de l'opérateur mais dépend surtout du sujet : et nous pouvons, comme conséquence, donner de l'hypnotisme, une nouvelle définition qui complètera les notions précédentes.

L'hypnotisme est la science qui permet de constater la *suggestibilité* d'un sujet sain ou malade et de développer cette suggestibilité de manière à rendre ce sujet plus apte à accepter la suggestion.

La suggestibilité est cette faculté que possède un sujet de pouvoir accepter la suggestion, d'être impressionné par elle et d'y obéir consciemment ou inconsciemment.

Le sujet suggestible peut, le plus souvent, être mis dans un état nerveux particulier qui n'est plus l'état de veille, qui n'est pas non plus celui de sommeil naturel, mais qui le rend plus accessible à la suggestion.

Cet état psychique particulier, inhérent à la personne, est un état hypnotique ; la sagacité de l'opérateur, son influence morale et son habileté lui permettent de le découvrir, le mettre en évidence et le développer.

Avec le professeur Bernheïm, nous pouvons dire

que : « l'hypnotisme n'est autre chose que la mise en activité d'une propriété normale du cerveau, la suggestibilité ».

Pour le professeur Grasset (Montpellier) la suggestibilité est un phénomène morbide ou, au moins, extra-physiologique.

Mais, pour lui, également, la caractéristique de l'hypnose consiste uniquement dans l'état de suggestibilité.

Nous pouvons ajouter que, si quelques sujets ont conscience de leur état d'hypnose, la plupart passent, sans s'en apercevoir, de l'état normal à l'état hypnotique et inversement ; il peut arriver aussi que l'opérateur lui-même méconnaisse le sommeil hypnotique tellement le changement d'état peut être insensible ou instantané.

Nous verrons plus tard comment on peut constater la suggestibilité, le sommeil hypnotique et le degré de ce sommeil.

Les diffférents états hypnotiques ne sont souvent que des manifestations de la suggestibilité. Généralement, à mesure que celle-ci se montre et s'accroît, l'état hypnotique s'élève dans la série, et, inversement, à mesure que le degré hypnotique devient plus avancé, la suggestibilité se développe davantage, jusqu'à un maximum variable pour chaque personne.

La suggestibilité est augmentée par la confiance que le sujet accorde à l'opérateur, par la foi qu'il a en sa puissance, par la persuasion que ce qui lui est commandé ou suggéré doit être réalisé.

D'où il résulte que certains praticiens agiront plus efficacement sur un sujet par suite de leur réputation, du pouvoir que celui-ci leur attribue, de la sympathie et du respect qu'il leur accorde.

La suggestibilité se développe aussi par l'esprit d'imitation inné chez tous les êtres et qui fait que chacun à tendance a répéter l'acte qu'il voit exécuter par son semblable. Aussi est-il avantageux avant d'opérer chez un sujet nouveau, de lui montrer un sujet déjà entraîné.

La suggestibilité peut s'accroître encore par un entraînement régulier ; elle dépend aussi de l'habileté plus ou moins grande de l'opérateur dans le maniement de la suggestion.

Qu'on ne pense pas que la suggestibilité et la faculté d'acquérir un état hypnotique soient un défaut ou un inconvénient ; c'est très souvent un grand avantage pour la personne qui en est douée.

« Qui dit hypnotisable dit curable » a prononcé le Dr Bérillon.

Et il est certain que le malade suggestible et hypnotisable est plus facile à guérir, a plus de chance d'arriver à la guérison que celui qui ne l'est pas.

La suggestibilité n'existe pas chez tout le monde ; et beaucoup de personnes, au premier abord, ne paraissent pas suggestibles.

Il semble cependant que, selon les circonstances, et après un entraînement régulier, cette faculté peut s'acquérir et que nul n'y serait réfractaire.

Le sexe ne semble pas avoir d'influence sur la suggestibibité, les hommes paraissent aussi suggestibles que les femmes.

En général, les femmes sont des clientes plus assidues et viennent davantage consulter le médecin : au premier abord, on pourrait croire qu'elles sont suggestibles en plus grand nombre : mais, si l'on établit un compte séparé des hommes et des femmes que l'on soumet au traitement suggestif et le compte, séparé aussi, des résultats obtenus, on constate que la proportion des personnes influencées est sensiblement la même dans les deux sexes.

L'âge paraît avoir une importance : les enfants et les jeunes gens sont très suggestibles, surtout entre sept et quinze ans ; puis de quinze à vingt. La suggestibilité diminue légèrement ensuite et semble se relever de nouveau dans la vieillesse.

A l'état de veille, sans hypnotisation préalable, cinquante pour cent des sujets, pris en bloc, sont plus ou moins suggestibles.

Mais si l'on provoque la production d'un certain état d'hypnose, ce nombre s'accroît et on peut arriver à soixante-quinze et quatre-vingt pour cent, peut-être plus.

C'est que certains sujets qui, au premier abord

ne paraissent pas suggestibles, sont cependant hypnotisables et deviennent suggestibles quand ils ont été hypnotisés.

Jadis le professeur Gubler a pu dire : « Il n'y a pas de maladies, il n'y a que des malades ».

Aujourd'hui que la suggestion hypnotique a été appliquée à un grand nombre de malades atteints de toutes sortes de maladies, et qu'il est reconnu que la suggestibilité dépend surtout du sujet, divers auteurs n'ont pas cru téméraire d'affirmer : « il n'y a pas d'hypnotisme, il n'y a que des sujets suggestibles ».

Il n'est pourtant pas possible d'accepter cette proposition dans toute sa rigueur puisque beaucoup de personnes ne deviennent suggestibles qu'après hypnotisation.

Dans l'usage du traitement suggestif, ce qui importe avant tout, dans l'intérêt du malade (intérêt qui doit primer toute autre considération) c'est la constatation d'un certain degré de suggestibilité, quelque soit, d'ailleurs, le moyen employé pour arriver à ce résultat. Si cette constatation est faite, on cherchera à provoquer, si on ne l'a déjà fait, un état d'hypnose, n'importe lequel, avec ou sans sommeil, celui que l'on pourra.

Quelque soit le degré hypnotique obtenu, on possèdera sur le malade une influence suggestive qui permettra d'améliorer sa situation morbide.

Si le malade paraît très suggestible et suffisamment confiant, on pourra laisser l'hypnotisation de côté, s'abstenir de la rechercher et faire la suggestion à l'état de veille.

« Contrairement à l'opinion courante, les individus les moins intelligents sont les moins susceptibles du traitement psychique ; de là son peu d'influence sur les idiots, les aliénés proprement dits et les enfants en bas âge. Inversement, ce sont les sujets les plus intelligents ou les plus compréhensifs qui, toutes choses égales d'ailleurs, offrent le plus de ressources pour le traitement suggestif » ... (Dr Sphel).

J'ajouterai que les résultats les plus rapides et les plus remarquables s'obtiennent surtout chez ceux qui possèdent assez d'empire sur eux-mêmes pour pouvoir se mettre dans un relâchement complet du système nerveux et de la pensée, qui jouissent de la faculté de pouvoir s'abandonner dans un état à peu près passif et chez ceux qui ont assez d'énergie pour résister à la distraction et concentrer leur attention sur l'idée qui fait l'objet et le but de la suggestion.

VII

HYPNOTISATION. — CONSEILS ET PROCÉDÉS

Un grand nombre d'auteurs qui traitent de l'hypnotisme, décrivent avec détails les phases diverses que l'Ecole de la Salpêtrière a autrefois classées sous les noms de léthargie, catalepsie, somnambulisme.

Ils indiquent les moyens d'obtenir l'une d'entr'elles comme état primitif, puis de passer de l'une à l'autre, soit en fermant les paupières du sujet ou en les ouvrant, soit en exerçant une pression ou une friction sur le vertex, etc. Ils en donnent les caractères différents et bien séparés, affirmant que tel état est favorable à la suggestion, que dans tel autre, au contraire, la suggestion est sans effet.

Parcourez plusieurs ouvrages différents et vous serez frappé, malgré la similitude du plan et des généralités partout les mêmes, de certaines discordances qu'ils présentent ; tel phénomène décrit par un observateur est nié par un autre qui ne l'a jamais reconnu ; tel effet, considéré comme constant par un expérimentateur, n'a pu être reproduit par un second.

Et cependant, les auteurs de ces ouvrages semblent sincères ; mais, ou bien ils n'ont pas opéré ni vu par eux-mêmes, acceptant sans contrôle des résultats proclamés par des savants dont le nom et les travaux font autorité, ou bien ils ont vu et opéré dans des circonstances spéciales ; ils ont pu tomber sur des sujets aptes à certaines expériences et ils ont conclu, prématurément, du particulier au général.

En hypnotisme, il faut être très circonspect et n'admettre comme vrai et définitivement acquis que ce qui est constaté et peut être vérifié par tout le monde ; il faut, surtout, se tenir en garde contre la suggestion inconsciente et non reconnue qui peut fausser toute expérience et toute observation.

Le grand tort de ces auteurs consiste surtout, à décrire les résultats exceptionnels et extraordinaires obtenus dans telles et telles conditions qui, à première vue, paraissent au lecteur se présenter communément.

Mais dès qu'un praticien quelconque veut se livrer aux mêmes études et aux mêmes constatations, il est tout étonné de ne pas réussir, il ne tarde pas à reconnaître son impuissance, il se décourage, renonce à l'emploi de la suggestion et de l'hypnotisme et finit par admettre qu'il lui est personnellement impossible de s'en servir dans la pratique.

C'est que certains phénomènes dont on l'a

entretenu ne sont, en réalité, réalisés que par quelques sujets extrêmement rares.

Ceux qui les ont observés les racontent avec complaisance et ne s'aperçoivent pas de leur tendance à verser dans l'ornière du merveilleux. Malgré leur meilleure volonté et leur ferme intention de faire progresser la science et de la répandre, ils en éloignent pour toujours certains esprits qui n'auraient pas mieux demandé que d'apprendre et de s'instruire.

Or, les trois grandes phases de Charcot n'appartiennent pas à l'hypnotisme physiologique ordinaire, mais à un état pathologique spécial à l'hystérie.

Dans l'hypnotisme physiologique, susceptible d'être produit sur un très grand nombre de sujets, sains ou malades, ces phases si bien tranchées, si bien définies et distinctes, ne se reproduisent pas toujours et, chez beaucoup de personnes, n'existent pas, à moins de vouloir les reconnaître dans certaines particularités des états somnambuliques et des états somnambuloïdes.

Si on les rencontre, c'est qu'on a eu affaire à un sujet exceptionnel, ou bien on les a suggérées, soit consciemment, soit par inadvertance.

Si on ne les rencontre pas, on peut les obtenir par la suggestion verbale chez quelques malades hypnotisables, très suggestibles, mais pas chez tous.

Du reste, la production ou la recherche de ces phases est une simple curiosité et n'a aucune utilité, pour le but qu'on se propose dans l'application de l'hypnotisme à la thérapeutique.

Ne vous étonnez donc pas, quand vous ferez de l'hypnotisation, si l'état que vous aurez obtenu ne ressemble pas à la léthargie, ni à la catalepsie ni au somnambulisme tels qu'on les décrit dans la plupart des traités spéciaux.

Déclarez-vous satisfait si vous avez pu arriver à un certain degré de sommeil hypnotique, quel qu'il soit ; car vous aurez la certitude de pouvoir être de quelque utilité à celui qui se soumet à votre influence.

Ne vous effrayez pas des particularités qui peuvent se présenter ou des incidents qui peuvent survenir pendant l'hypnotisation, tels que : éclats de rire, surexcitation, mouvements de déglutition, état anxieux ou haletant de la respiration, petites secousses musculo-nerveuses dans les doigts, dans les mains, dans les membres.

Vous n'avez qu'à ordonner la cessation de tout symptôme vous paraissant inquiétant et aussitôt tout rentre dans l'ordre normal.

Ayez la volonté de faire du bien au malade ; soyez convaincu et assuré de votre pouvoir sur lui et vous n'avez rien à craindre, rien à redouter ; vous ne pouvez produire aucun désordre, aucune complication, aucun mal.

Par exemple, faites bien attention à vos paroles ; tout ce que vous dites impressionne le cerveau du sujet ; toute idée exprimée peut être immédiatement acceptée et tendre à se transformer en acte ; abstenez-vous de toute expression, de tout geste qui ne se rapporterait pas à la maladie.

Ne faites pas d'expériences : n'essayez pas de provoquer des hallucinations ou de faire des suggestions étrangères au but proposé : vous n'en avez pas le droit ; ce n'est pas ce que l'on attend de vous ; vous devez vous maintenir dans la limite des conventions faites verbalement ou tacitement, avant le sommeil nerveux, entre la personne et vous.

Dans les expériences, d'ailleurs, vous risquez d'échouer si vous n'avez pas l'habitude de la suggestion, si vous ne connaissez pas suffisamment votre sujet, si celui-ci n'est pas déjà entraîné ; et cela, parce que la suggestibilité peut présenter des variations et des différences selon les fonctions ou les organes à influencer.

Chez l'un, le sens du goût sera très suggestible ; chez un autre ce sera le sens de l'odorat ; chez un troisième on ne constatera rien.

Chez quelques-uns il sera possible de provoquer par suggestion des paralysies et des contractures ; chez plusieurs on se butera à une torpeur inerte et impossible à vaincre.

Si vous tenez néanmoins à essayer quelques expériences de suggestion, prévenez-en le sujet et assurez-vous de son assentiment.

S'il y a échec ou réussite incomplète, l'impression fâcheuse qui pourra en résulter se trouvera facilement atténuée et votre ascendant n'en ressentira aucune atteinte ; or cet ascendant, il vous faut le conserver à tout prix et malgré tout.

Ne cherchez pas non plus à constater l'insensibilité à la douleur à moins de nécessité absolue (en vue d'une opération chirurgicale) ; cette insensibilité que la plupart des auteurs signalent comme étant de règle dans les états somnambuliques, ne se rencontre pas toujours et vous ne la trouverez presque jamais dans les états somnamboloïdes qui sont les plus communs ; quelquefois vous pourrez la développer par suggestion principalement chez un sujet déjà entraîné.

Cependant, si vous voulez essayer, sachez que l'insensibilité se rencontre ordinairement dans les états cataleptiformes et à partir du quatrième ou du cinquième degré de la classification de Bernheïm avec l'aide de la suggestion ; ou bien encore dans les degrés somnambuliques avec ou sans suggestion, mais mieux avec suggestion.

Donc, vous commencerez par cataleptiser la région et, quand vous aurez provoqué et obtenu la raideur musculaire par vos manœuvres physiques ou par la suggestion vocale, vous pourrez examiner s'il y a ou non insensibilité, en vous aidant toujours de la suggestion et ordonnant cette insensibilité. Surtout ne vous pressez pas et donnez à la suggestion le temps de bien s'implanter dans le cerveau

Opérez autant que possible en présence de témoins, parents ou amis : c'est une garantie pour vous ; quant au sujet il aura moins d'appréhension et s'abandonnera plus volontiers ; écartez les personnes importunes ou qui pourraient être désagréables au sujet.

Que votre action soit énergique avec douceur, forte et continue sans brutalité et sans arrogance. Surtout que votre suggestion soit faite sans hésitation et avec conviction, car l'opéré se rend souvent compte de votre état cérébral ; et, s'il comprend qu'il y a doute ou faiblesse dans votre esprit, vous perdrez votre empire sur lui et vous ne pourrez plus le suggestionner utilement.

Que votre parole soit prudente et que la suggestion soit progressive ; passez avec précaution du moins au plus, du simple au composé ; affirmez d'abord la disparition des symptômes légers ou leur amélioration, vous irez de plus en plus loin dans les séances successives ou dans la même séance en vous basant sur les résultats déjà acquis.

Ce n'est que dans les désordres purement psychiques et chez les personnes fortement suggestibles que vous pourrez risquer une suggestion complète et réussir du premier coup, en une seule opération ou en un petit nombre.

Il en sera ainsi, par exemple, pour une paralysie ou une contracture hystérique survenue à la suite d'une émotion, d'une contrariété, d'une attaque de nerfs.

Mais s'il s'agit d'un symptôme ancien, se rapportant à une maladie chronique ou incurable, il ne faudra s'avancer qu'avec précaution.

Ainsi dans un cas de tuberculose pulmonaire confirmée, vous ne pouvez pas prétendre à la guérison des lésions et la suggestion ne devra pas affirmer cette guérison ; mais vous débuterez par suggérer le ralentissement de la fièvre, la diminution de la toux, le retour de l'appétit et des bonnes digestions. Puis, un premier résultat étant obtenu, vous affirmerez que la fièvre va disparaître, qu'il n'y aura plus de toux, que le poumon est en voie de guérison, qu'il va bien fonctionner.

De la prudence, de la patience, du calme et de la décision, telles sont les qualités que vous devez mettre en œuvre.

Tous les procédés d'hypnotisation ont pour but de provoquer et de constater la suggestibilité du sujet, puis d'accroître cette suggestibilité jusqu'au maximum dont le sujet est capable.

Ils ont tous pour base la fixité de l'attention et la concentration de la pensée du sujet à l'aide d'une *sensation* ou d'une *idée simple, continue, toujours la même* jusqu'à production d'un effet voulu. Cet effet est généralement un certain degré de passivité réelle ou apparente qui prend le nom d'hypnose ou état hypnotique.

A l'emploi de la *sensation* correspondent les

méthodes dans lesquelles on se sert de manœuvres physiques.

A l'usage de *l'idée* se rapporte la méthode suggestive.

Les deux méthodes sont employées ensemble dans quelques procédés.

Elles agiront avec beaucoup d'énergie et une grande intensité quand le sujet sera capable de bien s'isoler, de ne pas se laisser aller à la distraction, quand il s'abandonnera complètement et en toute confiance, quand il pourra se mettre dans un état plus profond d'inertie et d'inactivité cérébrale.

Aussi, chez un sujet que vous voyez pour la première fois, vous devez, dès le début de l'hypnotisation, lui faire les recommandations suivantes : » Abandonnez-vous bien ; ne faites pas attention à ce qui se passe autour de vous, n'ayez pas de distraction ».

Chez un sujet entraîné par plusieurs hypnotisations successives et réussies, il suffit de l'occlusion des yeux et de la moindre injonction pour obtenir presque aussitôt l'état hypnotique qu'il a l'habitude de prendre.

Les méthodes des anciens magnétiseurs ressemblent beaucoup à celles de certains hypnotiseurs de notre époque ; je ne veux pas discuter s'il y a ou s'il n'y a pas identité entre le magnétisme animal et l'hypnotisme ; l'accord est loin d'être fait sur cette question. Mais ici je fais de la pratique et non de la théorie.

Le professeur Bernheïm, dans l'exposé de son procédé suggestif d'hypnotisation qu'on lira plus loin, emploie indifféremment les deux expressions : magnétisme ou hypnotisme.

Le magnétiseur Lafontaine, dans son *Traité de l'art de magnétiser*, préface de l'édition de 1885, témoigne de la satisfaction qu'il éprouve de voir le magnétisme accepté et pratiqué sous un autre nom, il est vrai, sous le nom d'hypnotisme, mais qu'importe le nom ! Le nom, en effet, importe peu.

Qu'il s'agisse de magnétisme ou d'hypnotisme le but à atteindre est le même : C'est de produire, de provoquer chez le sujet un état spécial, état hypotaxique du Dr Philips, qui permettra de l'impressionner ensuite avec succès par la suggestion verbale ; cette deuxième partie de l'opération est appelée idéoplastie par le même Dr Philips.

Ainsi, toute séance, toute opération de suggestion hypnotique se compose de deux parties : provoquer et développer la suggestibilité par la production d'un état nerveux spécial que l'on maintiendra jusqu'à la fin, c'est le but de l'hypnotisation ; ensuite, pendant la durée de cet état nerveux exprimer, soit par la parole, soit par le geste ou tout autre moyen l'idée qu'on veut voir réaliser, c'est le but de la suggestion.

Nous allons passer en revue les procédés les plus importants ou les plus remarquables, qu'ils soient considérés comme magnétiques ou hypnotiques.

Procédé de Deleuze (*Histoire critique du magnétisme animal*. Paris, 1819).

« Etes-vous auprès d'un malade que vous voulez soulager, placez-vous vis-à-vis de lui de manière que vos genoux et vos pieds touchent les siens. Prenez-lui les pouces et restez dans cette situation jusqu'à ce que vous sentiez que vos pouces et les siens ont le même degré de chaleur. Posez ensuite les mains sur ses épaules, laissez-les-y deux ou trois minutes et descendez le long des bras pour reprendre les pouces; répétez cette manœuvre trois ou quatre fois. Ensuite posez vos deux mains sur l'estomac de manière que vos pouces soient placés sur le plexus solaire et les autres doigts, sur les côtés : (le plexus solaire ou cerveau abdominal est un amas de filets nerveux et de ganglions situé derrière l'estomac). »

« Lorsque vous sentirez une communication de chaleur, descendez les mains jusqu'aux genoux ou même jusqu'aux pieds et continuez de la même manière en ayant la précaution de détourner vos mains chaque fois que vous viendrez vers la tête. »

« Cette précaution de ne jamais magnétiser de bas en haut et d'écarter les mains avant de les ramener vers la tête, m'a paru être toujours essentielle dans les procédés. »

« Je dois expliquer ici quelques expressions dont se servent les magnétiseurs et que j'emploierai moi-même ».

« Se *mettre en rapport*, c'est toucher la première

fois et du consentement de celui qu'on touche ; pour établir le rapport entre deux personnes il suffit de les toucher en même temps l'une et l'autre. On donne le nom de *passe* à l'action de passer la main sur le corps ou sur une partie du corps. »

« Lorsqu'on conduit les mains du sommet de la tête le long des bras jusqu'au bout des doigts on appelle cette pratique *magnétiser à grands courants*. Je crois que le magnétisme à grands courants ne peut faire de mal ; et c'est pourquoi je conseille de l'employer d'abord, en attendant que les circonstances indiquent l'utilité de quelque autre procédé ».

« Reprenons. Faites en sorte que vos passes soient distinctes les unes des autres. Au lieu d'aller jusqu'aux pieds, ce qui est gênant, vous pouvez vous arrêter aux genoux ; mais dans ce cas, il faut, avant de finir, faire plusieurs passes le long des jambes et des pieds. Touchez légèrement et avec lenteur, en passant la main à environ deux pouces de distance devant le visage et en l'appliquant d'abord sur les habits. N'employez aucune force musculaire pour diriger l'action du magnétisme. Mettez dans vos mouvements de l'aisance et de la souplesse. Votre main ne doit pas être tendue ; il faut, au contraire, que vos doigts soient légèrement courbés, parce que c'est principalement par l'extrémité des doigts que le fluide s'échappe. Continuez à magnétiser pendant environ trois-quarts d'heure. Comme il est indispensable que l'attention ne soit jamais détournée, une séance plus longue pourrait vous fatiguer ».

« N'ayez jamais d'incertitude dans vos procédés, ne vous inquiétez nullement des effets ; agissez avec confiance, avec abandon ; ne faites aucun effort d'attention ni de volonté ; livrez-vous uniquement au sentiment de la pitié, au désir de faire le bien. Si votre malade sent des douleurs dans une partie, tenez quelque temps la main sur cette partie et descendez comme pour entraîner le mal ».

« S'il y a des douleurs de tête vous les dissiperez souvent en descendant les mains de la tête aux pieds et en faisant des passes réitérées sur les jambes. En terminant la séance vous aurez toujours le soin d'étendre le magnétisme sur tout le corps pour établir l'équilibre...

« La position que j'ai indiquée pour magnétiser est la plus favorable à l'action ; elle l'est d'autant plus que le regard du magnétiseur produit beaucoup d'effet, sinon le premier jour, du moins après quelques séances. Mais cette position n'est pas toujours possible et souvent elle n'est pas convenable. »

« Ainsi, on ne peut se mettre vis-à-vis d'un malade qui est au lit ; on se place alors à côté, de la manière la plus commode. On prend les pouces, on met les mains sur les épaules, on passe la main sur l'estomac, on la descend de la tête aux pieds. On peut ne se servir que d'une main et on agit tout de même. »

« J'ai dit que la position vis-à-vis n'était pas toujours convenable ; ainsi, lorsqu'on veut magnétiser une jeune femme, on éprouverait de l'embarras à se trouver placé vis-à-vis d'elle ; on sent qu'elle-même en éprouverait aussi. Dans ce cas, on s'assied simplement à côté, on met les deux mains en opposition, l'une sur l'estomac, l'autre derrière le dos ; on fait ensuite les passes uniquement de la main droite ou bien en descendant les deux mains en opposition ».

« Dans la pratique du magnétisme on ne saurait prendre trop de précautions pour ne point blesser la décence et pour éviter tout procédé qui pourrait alarmer la pudeur... »

Remarques : Le procédé de Deleuze est basé sur cette idée fondamentale du magnétisme animal qui veut que l'opérateur, par des passes, transmette au sujet une partie plus ou moins grande de sa force nerveuse ou fluide.

Est-ce un résultat du travail occasionné par une opération de longue durée ou bien une conséquence d'auto-suggestion, ou que, réellement, il s'établit un équilibre des deux forces nerveuses ; il est certain que les opérateurs déclarent, le plus souvent, qu'ils éprouvent de la fatigue et beaucoup sont dans la persuasion qu'ils ont donné leur force au magnétisé.

Retenons aussi que Deleuze dit que l'attention ne doit pas être détournée pendant l'opération et qu'il attribue une certaine puissance au regard de l'opérateur.

Procédé du marquis de Puységur : Le marquis de Puységur qui, en 1784, découvrit le somnambulisme, opérait en plaçant une main sur la tête et l'autre sur l'épigastre ; il restait pendant un quart d'heure dans cette position, en contemplation devant son malade, concentrant son attention et sa volonté sur l'idée de lui être utile ; peu à peu il en vint à présenter ses mains à distance.

Le marquis de Puységur a été aussi le premier à reconnaître l'empire que le magnétiseur exerce sur son sujet ; il a opéré des cures miraculeuses et on remarquera la simplicité de ses procédés comparés à celui de Deleuze.

Procédé du baron Du Potet : Le baron Du Potet faisait des passes de haut en bas avec une main, depuis la tête jusqu'à l'estomac et même jusqu'aux pieds. Voici, du reste, son procédé tel qu'il est décrit dans son *Traité du magnétisme animal*, 3e édition 1856.

« Lorsque le patient peut s'asseoir, nous le mettons sur un siège et nous nous plaçons en face de lui *sans le toucher*. Nous restons debout autant que possible et, lorsque nous nous asseyons, nous tâchons toujours d'être sur un siège plus élevé que le sien, de manière que les mouvements du bras, que nous avons à exécuter, ne deviennent pas trop fatigants.

« Lorsque le malade est couché, nous nous tenons debout près de son lit et l'engageons à s'approcher de nous le plus possible. Ces conditions remplies, nous nous recueillons un instant et nous considérons le malade avec attention. Lorsque nous jugeons que nous avons la tranquillité, le calme d'esprit désirable, nous portons une de nos mains, les doigts légèrement écartés et sans être tendus ni raides, vers la tête du malade, puis, suivant à peu près une ligne droite, nous la descendons ainsi jusqu'au bassin et répétons ces mouvements (passes) d'une manière uniforme pendant un quart d'heure environ, examinant avec soin les phénomènes qui se développent ».

« Notre *pensée est active* mais n'a encore qu'un but, celui de pénétrer l'ensemble des organes et surtout les régions où gît le mal que nous voulons attaquer et détruire. Quand un bras est fatigué par cet exercice, nous nous servons de l'autre et notre pensée, notre volonté constamment actives déterminent de plus en plus l'émission d'un fluide que nous *supposons* partir des centres nerveux et suivre le trajet des conducteurs naturels, les bras et par suite les doigts ».

« Je dis *supposons* quoique pour nous ce ne soit point une hypothèse. Notre volonté met bien évidemment en mouvement un fluide d'une subtilité extrême ; il se dirige et descend en suivant la direction des nerfs jusqu'à l'extrémité des mains, franchit la limite de la peau et va frapper les corps sur lesquels on le dirige ».

Remarques : On constatera l'analogie de ce procédé avec celui de Deleuze, dont il diffère par une légère modification dans les passes qui sont plus simples et par l'activité de la pensée et de la volonté qui doivent être concentrées vers le but à obtenir, savoir : le sommeil magnétique et le soulagement du malade.

Je rappellerai, pour mémoire, les expériences faites par le baron Du Potet en 1880, à l'Hôtel-Dieu de Paris et qui avaient pour but de démontrer que le magnétisme se transmet à distance et qu'on peut endormir le sujet à son insu et sans le prévenir. Ces expériences semblèrent témoigner de la réalité de la suggestion mentale chez des sujets prédisposés et déjà entraînés par des magnétisations antérieures. On en trouvera le détail dans l'ouvrage déjà cité. Elles ont été reprises depuis par d'autres observateurs avec des résultats divers. Quelles qu'en soient la théorie et les explications, elles prouvent l'influence à distance d'un organisme sur un autre dans certaines conditions particulières.

Procédé de Lafontaine : Monsieur Lafontaine applique ses pouces contre les pouces du sujet et fixe ses yeux sur les siens jusqu'à ce que ce dernier abaisse ses paupières et ne puisse plus les soulever.

Après quoi l'opérateur fait huit ou dix passes très lentes, d'une minute chacune environ, de la tête aux mains, en suivant les épaules et les bras. Il termine par quelques passes au niveau du cervelet et au devant de la poitrine afin d'arriver au sommeil magnétique et au somnambulisme qui suit ce sommeil pourvu qu'on continue l'action.

Il constate le sommeil en interrogeant le sujet : si le sommeil est naturel, le sujet se réveille ; si le sommeil est magnétique, le sujet ne répond pas ; s'il y a somnambulisme, le sujet répond aux questions sans se réveiller.

Procédé de Charles Richet : Il ressemble beaucoup aux précédents mais en diffère par quelques détails.

M. Richet fait asseoir le sujet, et se place en face de lui ; il lui recommande de bien regarder ses yeux ; il prend ses pouces dans chacune de ses mains et les lui serre fortement pendant quelques minutes ; après quoi, il exécute des passes qui consistent en mouvements uniformes et réguliers opérés avec les mains étendues sur la tête, le front, les épaules et principalement devant les yeux jusqu'à ce que les paupières s'abaissent.

Remarques générales : Les procédés qui précèdent sont ceux des magnétiseurs ; il n'est nullement question de suggestion ; il s'agit, avant tout, d'obtenir l'occlusion spontanée des yeux et le sommeil magnétique ; mais la suggestion s'exerce bien certainement, seulement elle est tacite. Car le but de l'opération est connu : c'est d'arriver au sommeil magnétique et de provoquer, grâce à lui, quel qu'en soit le mécanisme, le soulagement ou la guérison. Cette idée domine, consciemment ou non, l'opérateur, le malade et les assistants.

Les procédés qui vont suivre sont du ressort de l'hypnotisme.

Procédé de Braid (1841). — Le docteur Braid était un chirurgien écossais établi à Manchester. C'est lui qui a créé le mot *hypnotisme* et l'expression *braidisme* est employée souvent comme synonyme.

Ses premières expériences furent conçues en vue de combattre la théorie du magnétisme animal et il les institua à la suite de séances données à Manchester par le magnétiseur Lafontaine.

On prend un objet brillant et on le place devant les yeux du sujet à une distance de 25 à 40 centimètres, un peu au-dessus du front, de manière à provoquer un effort de vision considérable et du strabisme convergent. On recommande au patient de tenir constamment les yeux fixés sur l'objet et de concentrer toute son attention sur l'idée de cet objet ; au bout d'un temps plus ou moins long qui peut varier de quelques minutes à une demi-heure, les pupilles se contractent puis se dilatent et prennent un mouvement lent de fluctuation : parfois les yeux se ferment tout seuls; sinon on leur présente l'index et le médius écartés (de la main qui ne tient pas l'objet) et on fait quelques passes de haut en bas ; si les paupières ne s'abaissent pas on les presse avec deux doigts et on les maintient baissées.

Après un intervalle de 15 à 20 secondes, on constate, en soulevant doucement les bras ou les jambes du sujet, que les membres gardent la position dans laquelle on les a placés. L'état hypnotique est obtenu.

Remarques : Ce procédé est très souvent usité ; il a l'avantage que le sujet peut s'hypnotiser tout seul, sans que l'opérateur ait à s'occuper de lui, si on lui donne à tenir lui-même l'objet brillant ; l'opérateur n'a à intervenir qu'au dernier moment. Il a l'inconvénient d'être parfois un peu long et fatigant pour le sujet : chez certaines personnes il occasionne des douleurs de tête surtout quand l'objet à fixer est très brillant; aussi est-il souvent préférable de se servir d'un objet un peu terne ; la nature de cet objet importe peu ; Braid se servait quelquefois d'un bouchon qu'il fixait sur le front de l'opéré à l'aide d'un ruban faisant le tour de la tête ; on peut employer le bout de l'index, soit aussi l'extrémité du médius rapproché de l'index.

On peut encore inviter le sujet à regarder simplement le bout de son pouce.

Procédé du docteur Philips (Durand, de Gros, Aveyron).

Parmi les propagateurs du braidisme et des méthodes hypnotiques, le docteur Durand (de Gros, Aveyron) est certainement une des personnalités les plus remarquables.

Il avait vingt-cinq ans lors du Coup d'Etat du 2 décembre 1851; son père fut arrêté et déporté ; lui-même, traqué par la police, réussit à s'enfuir et à se réfugier en Angleterre.

A Londres, il assiste à des expériences importées d'Amérique sous le couvert d'une science nouvelle, l'Electro-biologie.

Il répète ces expériences, les édudie, cherche à les expliquer, et, finalement, sous le pseudonyme de Dr Philips, il revient sur le continent et expose sa doctrine.à Paris et en d'autres villes dans des conférences publiques ou privées qui sont demeurées célèbres.

Dès 1853 il s'est fait le champion hardi de l'hypnotisme ; il a été le fondateur de la psychologie hypnotique et le précurseur de la suggestion thérapeutique.

Il opérait généralement en public et sur plusieurs personnes à la fois, développant ses théories et expérimentant sur les assistants de bonne volonté.

Dans toute séance d'hypnotisation il distingue

deux phases : l'une, préparatoire, qu'il désigne sous le nom d'*hypotaxie* ; l'autre, expérimentale, qu'il appelle *idéoplastie*. Cette dernière phase ne peut donner des résultats que si la première a été provoquée et réalisée.

Le Dr Durand a pu être égalé, on l'a dépassé rarement.

La description détaillée de son mode opératoire est éminemment instructive.

« Expérimentez dans une pièce solitaire où l'on ne soit troublé par aucun bruit. Bannissez-en les pendules, s'il y en a, et que la consigne soit inexorable pour les importuns. Le local possèdera une température agréablement chaude et sera modérément éclairé. La lumière artificielle est préférable ici peut-être à celle du soleil.

« Soyez calme ; et comme votre principale force consiste dans la confiance qu'a en votre pouvoir celui qui s'apprête à l'éprouver, commencez vous-même par vous pénétrer de cette salutaire confiance afin de l'inspirer aux autres. Si elle vous manque, simulez-la ; ne laissez percer aucun doute, ne trahissez aucune hésitation ou bien résignez-vous à la ruine de votre prestige et ne soyez pas surpris de votre impuissance.

« Que le sujet se soumette aux expériences avec un esprit libre de toute préoccupation étrangère et avec une volonté bien arrêtée de se prêter à toutes les exigences de l'opération avec une entière franchise. Pour éviter que son amour-propre se mette malencontreusement de la partie, vous devez lui faire entendre qu'il n'y a aucune gloire à triompher de l'influence braidique, puisqu'elle ne peut pénétrer chez nous et prendre possession de nos facultés qu'autant que nous avons bien voulu lui ouvrir la porte. Il est important également que l'estomac du sujet soit vide.

« Vous avez, je suppose, à expérimenter sur une réunion de personnes. Faites-les asseoir sur des sièges placés latéralement en ligne et les dossiers tournés du côté du jour afin que la lumière directe ne rencontre point les yeux des sujets. Donnez ensuite à chaque personne un objet à tenir dans la main pour faire office de point de mire. Les électro-biologistes emploient, à cette fin, un disque de zinc de deux centimètres de diamètre et dont le centre est formé par un clou de cuivre enchassé dans l'autre métal. Tout corps brillant et de petite dimension peut remplir le but désiré.

« Ces premières dispositions prises, vous invitez vos sujets à s'établir sur leurs sièges dans une position facile à garder, et à tourner les yeux vers le point de mire placé dans une main, en tenant celle-ci à 45 centimètres de ces organes et à la hauteur de la ceinture. Vous leur ferez entendre qu'ils doivent concentrer sur ce point, d'une manière exclusive, leurs regards et leur attention ; qu'ils doivent borner, autant que possible, l'exercice de leur pensée à un acte de perception et de conscience relatif à l'impression visuelle ressentie et s'abstenir de passer de cette contemplation purement sensorielle à une contemplation réfléchie et analytique où l'imagination se donne carrière.

« Ils doivent s'interdire, en outre, tout mouvement volontaire, sauf le clignement des paupières. Enfin vous les priez d'attendre patiemment le terme de cette épreuve qui durera de 15 à 20 minutes. Si, durant ce temps, le sommeil se fait sentir, ils devront s'y abandonner.

« Le moment venu, approchez-vous doucement des sujets, retirez le disque de leurs mains et invitez chacun d'eux en particulier à fermer les yeux, si toutefois ils ne sont déjà clos. Cela fait, passez vos sujets en revue et appliquez-leur successivement la manœuvre suivante :

« Debout et en face de la personne, prenez sa main droite dans la main gauche de façon que le pouce en remplisse tout le creux et appuie fortement sa pulpe dans le sillon qui sépare les éminences thénar et hypothénar et au point précis où le nerf médian émerge du ligament annulaire. En même temps, pratiquez une légère friction de la main droite sur les paupières closes du sujet, en allant de haut en bas et en pressant doucement la paupière supérieure sur l'inférieure ; au bout de 30 à 40 secondes de ce manège, posez votre main droite sur sa tête, le pouce fortement appuyé sur le front tandis que de votre main gauche vous continuez à serrer la sienne.

« Ces manipulations ont pour but, soit d'enrayer l'innervation périphérique par la compression de certains trajets nerveux et d'accroître ainsi l'hyperhémie cérébrale, soit d'impressionner l'imagination du sujet par la voie de la sensibilité tactile en lui faisant, pour ainsi dire, *sentir* qu'il est entre vos mains ; soit enfin de provoquer de vous à lui ce conflit direct des deux innervations que les mesmeristes supposent pouvoir s'établir à l'aide de pareils contacts.

« Au moment de suspendre ces manœuvres dont l'action est indubitable qu'elle qu'en soit d'ailleurs la vraie théorie, annoncez à votre sujet qu'il va bientôt se trouver dans l'impossibilité d'ouvrir les yeux. Frictionnez-lui doucement les paupières encore une fois, puis replacez votre main sur sa tête, le pouce près de la racine du nez et cela fait, prononcez les paroles suivantes, d'un ton assuré et avec une nette accentuation :

« Vous ne pouvez plus ouvrir les yeux ».

« Si, en dépit de votre affirmation, les yeux s'ouvrent, renouvelez jusqu'à deux fois la même tentative. Si vous échouez, abandonnez ce sujet pour passer à un autre.

« Les personnes *influencées* feront des efforts plus ou moins énergiques pour ouvrir les yeux sans pouvoir y réussir.

« Ces efforts se traduiront par la contraction du muscle occipito-frontal et la tension de la paupière supérieure dont le muscle élévateur reste paralysé.

« Après avoir constaté l'état de vos sujets à l'aide de cette exploration, vous faites sortir des rangs ceux qui n'ont pas offert les signes de l'état hypnotique ; vous passez ensuite, et sans perdre de temps, aux applications idéo-plastiques.

. . . .

« Prenez en premier lieu celui des sujets qui vous a paru le plus fortement hypotaxié, car il est important que l'expérience réussisse dès le début, pour que la vue des effets produits frappe et dispose l'imagination des autres. Saisissant le sujet par la main et appliquant votre main droite sur son crâne, suivant les règles du Manuel d'exploration hypotaxique, vous l'invitez à vous regarder et vous fixez vos yeux sur les siens pendant une trentaine de secondes. Votre regard doit être pénétrant, assuré, et d'une fixité parfaite ; il doit exprimer une détermination calme mais péremptoire.

« Commencez par paralyser les paupières comme vous l'avez déjà fait ; lorsque le sujet s'est essayé inutilement pendant quelques instants à vaincre l'obstacle que vous venez de créer, vous détruisez cet effet de l'affirmation par une affirmation contraire Dites-lui simplement : « Vous pouvez ouvrir les yeux » et il les ouvrira.

« Après avoir paralysé les paupières, faites l'expérience inverse, contracturez les muscles élévateurs. Vous invitez le sujet à vous regarder avec de grands yeux, et, pour l'y engager, donnez-lui l'exemple en ouvrant grandement les vôtres. Passez légèrement le doigt sur le bord supra-orbital de ses yeux, posez votre main sur sa tête comme il a été dit précédemment et regardez-le fixement dans le *blanc de l'œil* l'espace de dix secondes, après quoi dites-lui : « Vous ne pouvez plus fermer les yeux », etc.

« Il serait plus que superflu de décrire séparément chacune des expériences qui peuvent se pratiquer. »

. . . .

« Pour rappeler à l'état normal le sujet, vous le prévenez de votre intention . . . . . . laissez s'écouler quelques secondes ; puis, l'interpellant par son nom, dites avec force : « Voilà qui est bien, c'est fini ! »

L'état hypotaxique ne se révèle le plus souvent, par aucun signe extérieur spontané ; on observe cependant chez beaucoup de sujets un mouvement oscillatoire de la pupille durant le temps de contemplation ; d'autres, en moins grand nombre, offrent une expression d'hébétude et sont dans la stupeur ; enfin, sur un quinzième environ des individus qu'elle influence, l'hypotaxie provoque immédiatement et sans l'intervention de l'action idéo-plastique, le sommeil, la catalepsie et une anesthésie plus ou moins intense et plus ou moins profonde. »

Appréciation et Remarques : Le procédé du Dr Philips se rapproche beaucoup de celui de

Braid. Il a l'avantage de supprimer la convergence supérieure des yeux, de moins fatiguer le sujet et peut-être de favoriser la production du sommeil ou tout au moins la fermeture des paupières par suite de la position abaissée que prennent celles-ci.

C'est ce procédé qui, il y a quelques années, était le plus souvent utilisé par les professionnels de séances publiques pour rechercher et accroître la suggestibilité des sujets ; c'est encore à lui qu'il faut avoir recours, dans l'hypnotisme thérapeutique, lorsque les moyens plus rapides que nous verrons plus loin, ne donnent pas de résultats favorables ou lorsqu'on veut accentuer ces résultats et essayer de pousser à un degré plus avancé dans la série des états hypnotiques.

Au sujet de la fixation des yeux que nous avons vu employer par les magnétiseurs et que le Dr Philips utilise aussi dans ses diverses expériences, remarquons qu'il est impossible à l'opérateur de fixer à la fois les deux yeux du sujet ; et celui-ci, de son côté, ne peut pas non plus regarder les deux yeux de l'opérateur ; cela tient à ce que, dans la vision ordinaire, les rayons visuels convergent vers un seul et même point, vers un seul et même objet. Il faut donc, dans la pratique, inviter le sujet à regarder soit l'œil droit, soit l'œil gauche de l'hypnotiseur ; et celui-ci doit également se borner à fixer seulement l'un des deux yeux du sujet. A moins que les deux personnes fixent leurs regards entre les deux yeux, à la racine du nez ; mais il vaut mieux que le sujet regarde un œil de l'opérateur parce que la fixité de cet œil et son brillant exercent une action particulière.

Quand on fait de la suggestion thérapeutique il n'est pas nécessaire et il pourrait être imprudent de s'assurer que le sujet ne peut pas ouvrir les yeux après qu'il les a fermés de lui-même ou qu'on les lui a fermés ; il pourrait se faire qu'ils les eût fermés volontairement ou par suite de fatigue, sans que l'état hypotaxique se soit produit.

Il est généralement plus simple, quand on croit avoir obtenu l'état hypotaxique, de lever doucement un bras du sujet et de le lâcher tout doucement encore, quand on l'a porté à une certaine hauteur ; le bras demeure là où on l'a mis quand il y a un certain degré d'hypotaxie cataleptiforme, ce qui est le cas le plus fréquent ; et comme on n'a pas prévenu le sujet, on ne risque pas de se trouver en défaut et on est certain que la suggestion pourra être faite avec profit.

Quelquefois le bras, abandonné à lui-même, retombe tout d'une pièce ; on a obtenu un état d'inertie qui est également favorable à la suggestion. Il n'y a pas d'état hypnotique si le bras retombe lentement mais avec, cependant, une certaine vitesse.

La conclusion à tirer dépend beaucoup de l'habitude que peut avoir l'opérateur.

Il n'est pas non plus nécessaire de faire asseoir le sujet dès le début, du moins quand on opère sur une seule personne au lieu de plusieurs. On peut le mettre debout et lui faire regarder un objet plus ou moins brillant fixé au mur. Nous nous servons, ordinairement, dans notre cabinet, quand nous employons le braidisme, d'un bouton argenté, rond, de un centimètre et demi de diamètre, analogue aux boutons d'uniforme des officiers de cavalerie ; ce bouton est cousu sur un carré de velours noir de cinq à six centimètres de côté ; il est brillant sans excès et constitue un excellent point de mire. Dans ce dernier cas il est bon de bien surveiller le sujet et de ne pas s'éloigner de lui parce qu'il pourrait tomber s'il entrait en sommeil ou dans un état hypnotique à forme léthargoïde.

Dans quelques circonstances, l'état hypotaxique s'obtient plus vite pendant la station debout à cause de la fatigue générale.

Procédé de Donato : Ce procédé a été décrit, d'après Donato, par le Dr Brémaud, chirurgien de la marine. Il réussit de préférence chez les hommes, surtout les jeunes gens et rarement chez les femmes.

Donato prie le sujet d'appliquer la paume de ses mains sur les siennes étendues horizontalement et d'appuyer de haut en bas de toutes ses forces. Pendant que l'attention et toute la force physique du sujet sont absorbées dans cette manœuvre, que son innervation, pour ainsi dire concentrée vers cet effort musculaire, empêche sa pensée de se distraire, le magnétiseur regarde vivement, brusquement et de très près le jeune homme, lui enjoignant par le geste et au besoin par la parole de le regarder avec toute la fixité dont il est capable. Alors, l'opérateur, reculant ou tournant autour du sujet, en continuant à le fixer et à le provoquer du regard, celui-ci, comme attiré et fasciné le suit, l'œil grand ouvert qui ne peut plus se détacher du sien.

Après une première expérience, la simple fixation des yeux suffit pour entraîner le sujet.

Ce procédé a pris le nom de fascination, de même que la plupart de ceux dans lesquels on emploie la fixation des yeux ou d'un objet brillant.

Parmi les sujets fascinés, les uns subissent l'influence sans sommeil ; ils peuvent être suggestionnés à l'état de veille ; ils se rappellent, après coup, ce qu'ils ont fait ; il ne savent pas pourquoi ils n'ont pu s'empêcher de suivre et de fixer leur fascinateur. Les autres ne se rappellent plus rien quand un souffle sur les yeux ou la simple parole a fait disparaître cet état de fascination ; ils ne savent pas ce qui s'est passé ; ils ont été en somnambulisme les yeux ouverts ; on peut, dans cet état de fascination somnambulique, les cataleptiser, les halluciner.

Remarque : Le procédé de Donato étant violent,

je ne conseille pas de l'employer. Toute impression faite sur le cerveau laisse toujours quelque trace et je pense qu'il n'est pas bon et qu'il peut être dangereux d'opérer d'une façon trop brusque.

PROCÉDÉ DU Dr MOUTIN : D'un emploi très simple et très facile, il peut être appliqué à l'insu du sujet ou, du moins, sans éveiller chez lui aucune appréhension.

« Nous prions la personne que nous voulons soumettre à ce procédé de se tenir debout devant nous ; nous plaçant alors derrière elle, nous lui appliquons légèrement les mains ouvertes sur les omoplates, le plus près possible de leur bord spinal, les doigts aboutissant vers le tiers interne de la fosse sus-épineuse.

« Le plus souvent, après 30 à 40 secondes d'imposition, le patient, que nous n'avons nullement prévenu des effets que nous cherchons à produire, éprouve une sensation de chaleur plus ou moins vive et qui ne tarde pas à se propager dans tout le dos.

« D'autres fois ce sont des frissons qu'il ressent dans la même région avec une sorte de pesanteur sur les épaules, ou, d'autres fois encore, une impression de froid glacial. Parfois, enfin, aucune sensation ne se produit tant que les mains restent appliquées.

« Mais, dans tous les cas, du moins lorsque nous avons affaire à un sujet impressionnable, suggestible, au moment même où nous retirons nos mains, il se sent fortement attiré en arrière et cette attraction est souvent si soudaine et si irrésistible qu'il en perd l'équilibre et que, si on ne le soutenait pas, il tomberait tout d'une pièce.

« Ce qui est peut-être plus extraordinaire, c'est que ce même phénomène d'attraction se produit encore sans contact lorsque nous présentons nos mains vis-à-vis des omoplates à une distance qui peut varier de cinq centimètres à un mètre et même davantage. Malgré la distance, le sujet croit sentir la chaleur rayonnée par nos mains et chaque fois que nous nous déplaçons lentement en arrière, il a l'illusion de fils qui le tirent dans notre direction. »

Après avoir reconnu la suggestibilité du sujet, on augmente cette suggestibilité en recommençant plusieurs fois la même opération, en prolongeant l'application des mains, en malaxant de temps à autre les muscles de la région dorsale supérieure et en exerçant des frictions le long de la colonne vertébrale.

« Quand on est arrivé par ces manœuvres à développer la suggestibilité d'un sujet, et cela demande quelquefois trois ou quatre minutes seulement, on n'a plus besoin du moindre contact pour produire la plus grande partie des phénomènes considérés jusqu'ici comme nécessairement liés au seul hypnotisme, à savoir : contractures, paralysies, mouvements involontaires, anesthésies, hyperesthésies et suggestions diverses. Et toutefois, insistons sur ce point qui est important : le sujet ne dort nullement, il répond à toutes les interpellations, résiste de son mieux, se rend parfaitement compte de tout ce qu'il est obligé de faire ; mais, malgré tous ses efforts, il ne peut se soustraire à l'influence de l'opérateur.

« Nous ne croyons pas utile d'énumérer ici toutes les suggestions qu'on peut réussir à ce moment-là ; elles sont, d'ailleurs, identiques à celles que pratiquent tous les hypnotiseurs, sauf qu'on les produit, dans ce cas, chez les sujets entièrement éveillés et n'ayant encore jamais été endormis. Notons, cependant, que si on voulait produire le sommeil rien ne serait plus facile. Le sujet étant amené à ce point de suggestibilité, il suffirait de lui appliquer une main sur le front et l'autre sur l'occiput pour le plonger dans un sommeil profond. »

Remarques : Le procédé du Dr Moutin est le plus commode à employer quand le sujet peut se tenir debout ; il est presque inapplicable quand le malade est couché ou assis : l'imposition des mains sur les épaules ou dans le dos, la malaxation des muscles et les frictions de la colonne vertébrale ne sont pas alors toujours faciles et les résultats ne fournissent guère d'indication ; cependant on peut toujours essayer dans la mesure du possible.

En outre, quand la suggestibilité a été constatée

et amenée à son maximum par les diverses manœuvres exécutées, on n'est pas toujours certain de produire le sommeil en appliquant les mains sur la tête d'après le mode indiqué ; il faut s'aider de la suggestion plusieurs fois répétée : « Dormez, dormez, vous dormez, vous ne pouvez vous empêcher de dormir, vous dormez».

Et cette suggestion doit être quelquefois employée pendant un temps assez long, et on ne réussit pas toujours, parce que le maximum que peut atteindre un sujet est le plus souvent un état somnambuloïde et non un état somnambulique ; au point de vue thérapeutique d'ailleurs il est inutile de chercher à produire le sommeil.

Comme la méthode est rapide, c'est elle qu'emploient, le plus souvent, de nos jours, les hypnotiseurs des représentations publiques pour faire le choix des sujets dont ils se serviront pour amuser les spectateurs.

C'est aussi cette méthode qu'il est préférable d'employer, dès le début, quand c'est possible, chez tout malade qui se présente pour la première fois au traitement suggestif et il est bon de la continuer dans les séances suivantes tant que la suggestibilité a besoin d'être accrue ou que l'état hypotaxique ou hypnotique ne s'établit pas d'emblée.

Les procédés, les expériences et les théories du Dr Moutin sont trop peu connus du monde scientifique. Les résultats obtenus démontrent clairement que l'hypnotisme peut être produit, que la suggestibilité peut être mise en évidence et accrue par des manœuvres purement physiques, contrairement aux données de l'Ecole de Nancy qui voit la suggestion, et elle seule, intervenir dans tous les cas.

Procédés Divers : 1° *Fixation des yeux* de l'opérateur sur ceux du sujet et réciproquement jusqu'à ce que les yeux de celui-ci se fatiguent, clignotent et se ferment.

Ce procédé qui est la méthode de début des magnétiseurs n'est guère applicable que chez un sujet déjà entraîné ; il est quelquefois très long et très fatigant pour l'opérateur ; et il a pu arriver que celui-ci s'est fatigué plus tôt que l'opéré ; il peut en être ainsi fatalement si le sujet est distrait et non hypnotisable ; et si les yeux du sujet ne se ferment pas, l'opérateur risque d'être taxé d'impuissance et de perdre son influence.

2° *Occlusion des yeux* : Lasègue se bornait, chez ses hystériques, à tenir leurs paupières fermées pendant deux ou trois minutes tandis qu'il pressait légèrement leurs globes oculaires avec les doigts. Comme variante, on peut appliquer les deux mains sur les tempes, les deux pouces pressant sur les yeux ou bien encore faire quelques passes, de haut en bas, en appuyant légèrement sur les paupières à chaque fois.

Ce procédé, employé seul, sans fixation préalable du regard, sans braidisme ni passes préliminaires, ne réussit que chez certains sujets ou ceux qui ont déjà subi un entraînement. Il est excellent et d'un effet presque instantané chez les sujets bien entraînés et très suggestibles.

3° A la Salpêtrière, Charcot, chez les hystériques, produisait la catalepsie par la fixation d'une lumière vive ; la suppression brusque de la lumière amenait la léthargie qui, à son tour, se transformait en somnambulisme par la friction ou la pression du vertex (réflexe du vertex).

On produisait encore la catalepsie sous l'influence d'un bruit intense et inattendu et par le braidisme ; la léthargie en résultait par l'occlusion des paupières.

De nombreux expérimentateurs affirment n'avoir jamais pu obtenir ni reproduire les résultats de Charcot.

4° On peut encore employer les miroirs tournants, entr'autres le miroir de Luys. Il consiste en deux réglettes de bois horizontales, de 20 à 30 centimètres de longueur, placées l'une au dessus de l'autre et pouvant tourner en sens inverse autour d'un axe vertical ; le mouvement est donné par une petite machine d'horlogerie : les deux règles sont plaquées de petits miroirs qui réfléchissent autour d'eux, dans tous les sens, les rayons lumineux du soleil ou d'une forte lampe.

Une fois que le sujet est mis en présence de ce miroir, son œil en suit tous les mouvements, se fixe, les paupières se fatiguent, se rapprochent et se ferment ; la tête se renverse en arrière ou sur le côté et l'état hypnotique est obtenu ; le sujet est devenu apte à recevoir des suggestions et à les exécuter. Pour le réveil, on prévient le sujet qu'il va se réveiller dans un instant ; puis on lui donne l'ordre et il se réveille.

Procédé de Pickmann : hypnotiseur professionnel de séances publiques, M. Pickmann opère sur les spectateurs de bonne volonté.

Il se place à la gauche du sujet debout et lui fait regarder le chaton brillant d'une bague placée dans la paume de la main gauche et maintenue un peu au dessus des yeux ; il applique la main droite sur les omoplates du sujet ou bien il fait des passes dans le dos et derrière la tête. L'hypnotisation se produit dès que les paupières se rapprochent ou se ferment ou lorsque le sujet tombe en arrière.

Ce mode opératoire, très rapide, est une combinaison du braidisme avec la méthode du Dr Moutin.

Tous les procédés hypnotiques ou magnétiques qui précèdent agissent ou semblent agir par des manœuvres ou des moyens physiques.

Je dis *semblent agir* parce que, la plupart du temps, la suggestion intervient d'une manière latente.

Ceux qui sont mis en usage, depuis quelques années, sous l'impulsion de l'Ecole de Nancy, sont d'ordre psychique et ont pour base la suggestion seule ou à peu près seule.

On en trouve la première idée dans la pratique de l'abbé Faria, vers 1815. Il regardait fixement son sujet, se tenant à une certaine distance de lui, puis marchait vivement vers lui en lui ordonnant brusquement de dormir. D'autres fois, il faisait asseoir le sujet dans un fauteuil, les yeux clos, et, comme précédemment, lui ordonnait d'un ton impératif de dormir.

C'est en 1841, que Braid inventa sa méthode ; un peu plus tard, en 1848, un habitant des Etats-Unis, nommé Grimes, prétendant ignorer les travaux de Braid, créa l'Electro-biologie, science ressemblant beaucoup à l'hypnotisme, dans laquelle il mettait en jeu l'influence de la suggestion vocale ; et il obtenait sur des personnes éveillées, tous les effets que les disciples de Braid ne recherchaient qu'après avoir provoqué et réalisé un sommeil plus ou moins profond.

Rendons à César ce qui est à César. L'Ecole de Nancy n'a pas imaginé la suggestion ; les effets en étaient déjà connus ; il est possible même qu'on les avait découverts dès la plus haute antiquité et dans beaucoup de pays. Ce qui est certain, c'est que Grimes et Braid s'en sont servis.

Mais le Dr Liébeault, ses élèves et ses imitateurs auront eu la gloire d'appliquer la suggestion d'une manière méthodique au traitement de nos maladies et d'en avoir fait une arme thérapeutique de premier ordre.

Procédé du Dr Liébeault. (*Le sommeil provoqué et les états analogues*, 1889).

« Pendant que la personne qui se soumet à notre action (et c'est toujours un malade) immobilise ses yeux sur les nôtres, et par là même, isole ses autres sens des impressions extérieures et même intérieures ; pendant que, déjà, son cerveau, devenant inerte, acquiert une plus grande faculté de recevoir notre suggestion (car on est déjà suggestible même éveillé), nous lui affirmons en même temps, de ne songer qu'à dormir et guérir. Nous lui annonçons les phénomènes initiaux du sommeil : l'engourdissement, le besoin de dormir, la lourdeur des paupières, l'insensibilité générale, etc. ; et lorsque nous nous apercevons que les paupières de cette personne clignotent s'alourdissent, que l'œil prend un aspect étonné, que la pupille oscille ou se dilate, nous prononçons le mot sacramentel : « Dormez ».

« Et si, après cette injonction, les voiles palpébraux ne se ferment pas encore, nous répétons plusieurs fois la même kyrielle d'affirmations, s'il le faut : puis, en définitive, nos pouces par prévision placés de chaque côté des yeux, nous les appliquons sur les paupières supérieures que nous tenons abaissées en continuant les mêmes suggestions.

« Presque toujours, chez les ouvriers, les paysans, les anciens militaires, les enfants, habitués les uns et les autres à l'obéissance passive, les yeux se ferment d'eux-mêmes aussitôt que nous énonçons le mot : dormez. Mais si, au bout d'une minute à peu près, nous n'observons pas le résultat attendu, nous remettons l'hypnotisation au lendemain

« Il arrive rarement qu'après plusieurs séances, par un exercice quotidien, nos malades ne tombent en quelques secondes dans un degré quelconque du sommeil et que, très vite, ils ne parviennent dans un état de sommeil toujours plus profond. On le voit, il n'y a rien ici de nouveau sous le soleil. Au procédé connu des magnétiseurs depuis longtemps, nous adjoignons la suggestion déjà éclose dans la manière d'endormir de l'abbé Faria.

« Mais ce n'est pas tout. Sachant combien on se laisse aller avec facilité aux actes par imitation et surtout combien l'on est porté au sommeil lorsque l'esprit est calme et sans préoccupation,nous hypnotisons nos sujets au milieu de quinze à vingt autres ; et tandis que ceux-ci attendent leur tour chacun au moins une heure ou deux, ils se familiarisent, et ils en ont le temps, avec notre manière d'agir, se mettent plus à leur aise, causent à leurs voisins, s'habituent à leur entourage, s'intéressent à nos résultats et, s'oubliant eux-mêmes, ils subissent tout doucement et à leur insu, un entraînement qui les conduit, par imitation, à se laisser aller dans l'état de sommeil qui naît sous leurs yeux d'une façon presque continue ».

Remarques : M. le Dr Liébeault est le véritable fondateur de la thérapeutique suggestive, et, à ce titre, il n'y a qu'à s'incliner devant sa méthode. Qu'il me soit permis, cependant, de faire remarquer que, dans la pratique journalière, il est bien rare, pour le premier praticien venu, de pouvoir traiter ensemble plusieurs malades : de sorte que les conditions que le Dr Liébeault signale dans son exposé comme favorables à l'hypnotisation, ne sont guère réalisables que dans des cliniques spéciales et très suivies, telles que la sienne.

Quelques autres observations me semblent encore nécessaires :

Voyons la première partie : la fixation des yeux du sujet et la suggestion verbale s'exerçant ensemble et à la fois, la concentration de la pensée ne se fait pas sur une sensation ou sur une idée *une, seule et exclusive* : il y a une double occupation de l'esprit et il semble qu'il peut en résulter un retard dans la production de l'hypnose. Il me paraît préférable, quand on se sert de la suggestion dès le début de l'opération, de pratiquer immédiatement l'occlusion des yeux afin de mieux isoler le sujet du monde extérieur.

Du reste, j'ai pu constater par moi-même, chez M. le Dr Liébeault, en 1890, que beaucoup de sujets ferment les yeux tout de suite, par imitation, sans avoir subi aucune influence préalable particulière et qu'ils ne s'hypnotisent qu'à la longue par l'effet de la suggestion, qui se trouve alors constituer la sensation uniforme ; quelques autres sont certainement suggestionnés à l'état de veille et ne présentent que l'apparence du sommeil hypnotique.

Procédé du Dr Bernheim : Le Dr Bernheïm, professeur de la faculté de médecine de Nancy, est reconnu, sans conteste, comme le véritable chef de l'école. Rebelle pendant longtemps aux doctrines du Dr Liébeault il a fini par les adopter et en est devenu le propagateur le plus convaincu et le plus influent.

Son procédé d'hypnotisation est analogue à celui du Dr Liébeault.

« Je commence par dire au malade que je crois devoir avec utilité soumettre à la thérapeutique suggestive, qu'il est possible de le guérir ou de le soulager par l'hypnotisme ; qu'il ne s'agit d'aucune pratique nuisible ou extraordinaire ; que c'est un simple sommeil ou engourdissement qu'on peut provoquer chez tout le monde, que cet état, calme, bienfaisant, rétablit l'équilibre du système nerveux, etc. ; au besoin j'hypnotise devant lui un ou deux sujets pour lui montrer que cet état n'a rien de pénible, ne s'accompagne d'aucune expérience ; et quand j'ai éloigné ainsi de son esprit la préoccupation que fait naître l'idée du magnétisme et la crainte un peu mystique qui s'attache à cet inconnu, surtout quand il a vu des malades guéris ou améliorés par cette pratique, il est confiant et se livre.

« Alors je lui dis : « Regardez-moi bien et ne songez qu'à dormir.

« Vous allez sentir une lourdeur dans les paupières, une fatigue dans vos yeux ; ils clignotent, ils vont se mouiller, la vue devient confuse, ils se ferment ».

« Quelques sujets ferment les yeux et dorment immédiatement.

« Chez d'autres, je répète, j'accentue davantage, j'ajoute le geste ; je place deux doigts de la main droite devant les yeux de la personne et je l'invite à les fixer ; ou bien, avec les deux mains je passe plusieurs fois de haut en bas devant ses yeux ; ou bien encore, je l'invite à fixer les miens et je tâche en même temps de concentrer toute son attention sur l'idée du sommeil. Je dis : « Vos paupières se ferment, vous ne pouvez plus les ouvrir : vous éprouvez une lourdeur dans les bras, dans les jambes ; vous ne sentez plus rien ; vos mains sont immobiles, vous ne voyez plus rien, le sommeil vient », et j'ajoute d'un ton impérieux : « dormez ». Souvent ce mot emporte la balance ; les yeux se ferment, le malade *dort*, ou, du moins, est *influencé*.

« J'emploie le mot *dormir* pour essayer d'obtenir chez les sujets une influence suggestive aussi profonde que possible avec sommeil s'il est possible. Mais le sommeil proprement dit ne s'obtient pas toujours ; si les sujets n'ont pas conscience de dormir et manifestent cette absence de sommeil, j'ai soin de leur dire que le sommeil n'est pas nécessaire, que l'influence hypnotique, d'où peut naître la guérison, peut exister sans sommeil, que beaucoup de sujets sont magnétisés bien qu'ils ne dorment pas.

« Si le sujet ne ferme pas les yeux ou ne les garde pas fermés, je ne fais pas longtemps prolonger la fixation de ses regards sur les miens ou sur un doigt ; car il en est qui maintiennent les yeux indéfiniment écarquillés et qui, au lieu de concevoir ainsi l'idée du sommeil, n'ont que celle de fixer avec rigidité ; l'occlusion des yeux réussit mieux alors. Au bout d'une ou deux minutes de fixation, je maintiens les paupières closes ou bien je les étends lentement et doucement sur les globes oculaires, les fermant de plus en plus progressivement, imitant ce qui se produit quand le sommeil vient naturellement ; je finis par les maintenir closes tout en continuant la suggestion : « Vos paupières sont collées, vous ne pouvez plus les ouvrir ; le besoin de dormir devient de plus en plus profond, vous ne pouvez plus résister. »

« Je baisse graduellement la voix, je répète l'injonction « dormez » et il est rare que plus de trois minutes se passent sans que le sommeil ou un degré quelconque d'influence hypnotique soit obtenu. C'est le *sommeil* par *suggestion*, c'est *l'image du sommeil* que je suggère, que j'insinue dans le cerveau

« Les passes, la fixation des yeux ou des doigts de l'opérateur, propres seulement à concentrer l'attention, ne sont pas absolument nécessaires ».

Remarques : Le professeur Bernheïm, comme on le voit, dirige la suggestion de toutes les manières possibles avec la plus grande habileté ; mais il ne dédaigne pas de se servir, selon le cas, de la fixation des yeux ou des doigts, de l'occlusion des paupières et même des passes devant le visage.

On peut conclure de sa propre description que, si la suggestion a un grand empire sur le sujet, elle peut être puissamment aidée par les moyens physiques précédemment énumérés.

Il est vrai que l'Ecole de Nancy affirme que toutes ces manœuvres agissent elles-mêmes par suggestion ; elle rapporte tout à la suggestion et la fait intervenir partout.

Cette assertion, probablement, est excessive ; des cas nombreux ont existé où l'hypnotisme a été obtenu sans suggestion ; il en est ainsi dans les procédés du Dr Moutin.

En outre, M. Liébeault a hypnotisé des enfants à la mamelle en appliquant une main sur le ventre et l'autre sur le dos du sujet. M. Bernheïm affirme qu'il en a fait autant.

Il est bien difficile d'admettre que la suggestion seule a agi dans ces cas.

Evidemment nous admettrons la suggestion comme étant un puissant moyen d'hypnotisation mais non comme moyen exclusif.

Concurremment avec la suggestion, nous nous servirons pour produire l'hypnose, des passes, du braidisme, et de toute autre méthode que les circonstances pourront sembler indiquer, selon la suggestibilité du sujet.

Et puis, il est indubitable que les procédés physiques exercent sur la plupart des sujets une action favorable et prédisposante qui ne saurait être méconnue et qu'il n'est pas permis de dédaigner.

Qu'importe, après tout, que leur action soit due ou non à la suggestion ou à une réaction entre les forces nerveuses de l'opérateur et de l'opéré !

Zones hypnogènes : On désigne sous ce nom d'après le professeur Pitres de la Faculté de Médecine de Bordeaux, certaines régions du corps dont la pression, forte ou légère suivant les cas, détermine rapidement le sommeil hypnotique, peut transformer les unes dans les autres les phases de ce sommeil ou ramener à l'état de veille un sujet hypnotisé. On peut remplacer la pression par la friction.

Les zones les plus fréquentes seraient : le vertex, les bosses frontales, les ovaires, les hypochondres, etc.

Pour l'Ecole de Nancy ces zones hypnogènes n'existeraient pas en dehors de la suggestion et pourraient être créées artificiellement par suggestion chez tout sujet habitué à être hypnotisé.

Il est probable que ces zones existent réellement chez quelques personnes qu'il serait, dès lors, possible de mettre dans un certain état hypnotique sans qu'elles le sachent ou le veuillent.

Le fait, en lui-même, me semble être un cas particulier de ce fait général : c'est que toute excitation périphérique, pourvu qu'elle constitue une sensation unique, uniforme, continue, peut donner naissance aux phases de l'hypnotisme et aux divers phénomènes qui le caractérisent.

Le temps nécessaire pour que cette sensation produise son effet hypnotique dépend de la suggestibilité particulière ; et on conçoit que, si, chez la plupart des personnes, la période pour arriver à l'état hypnotique a une durée plus ou moins grande, il peut y en avoir chez lesquelles cette période sera très courte et pourra même être instantanée ; les unes seront influencées rapidement, par le regard, d'autres par un attouchement subit ou prolongé, sur le front ou ailleurs.

En conséquence, on pourra, chez un sujet nouveau ou ancien, essayer, comme manœuvre de début, la friction du vertex ou sa pression, la friction ou la pression des bosses frontales, du cervelet, etc. Il sera bon, d'ailleurs, pour que le malade s'isole bien et n'ait pas de distraction, de lui fermer les yeux ou de lui ordonner de les fermer et de les tenir bien fermés.

Il pourrait se faire que la méthode du Dr Moutin constituât un cas particulier dans ce genre d'idées ; la partie supérieure du dos, comprise entre les angles inférieurs des omoplates et le cervelet, serait une zone hypnogène dont la pression ou la friction font reconnaître et développent la suggestibilité et l'aptitude à l'hypnose.

Ma manière d'opérer : J'utilise, en les combinant selon les cas, les diverses méthodes qui ont été énumérées, tant magnétiques que suggestives ou hypnotiques. C'est le résultat de plusieurs années de travail personnel et de nombreuses observations faites sans parti-pris, en dehors de toute idée préconçue.

Le plus souvent, en quelques minutes on est fixé sur la suggestibilité du sujet et presqu'aussitôt sur le degré hypnotique qui pourra se manifester.

Tout d'abord, ne vous attendez pas à provoquer le sommeil d'emblée dans une première séance ; peut-être tomberez-vous, sur un excellent sujet qui s'endormira, mais n'y comptez pas. Estimez-vous heureux si vous produisez un des degrés hypnotiques qui ont dejà été signalés et qui sera, généralement, un des états somnambuloïdes indiqués dans les classifications du Dr Liébeault et du professeur Bernheïm.

Deux cas se présentent : le sujet peut se tenir debout ou bien il ne le peut pas ; le premier cas est le plus important et nous allons le passer en revue avec le plus de détails possible.

Quand le sujet peut demeurer debout, invitez-le à se tenir bien droit sur ses jambes, les bras pendants, la tête haute, les yeux clos ; faites quelques passes avec vos doigts sur les paupières, en allant de haut en bas et appuyant légèrement sur les globes oculaires, de manière à accentuer l'occlusion ; puis, vous plaçant derrière lui, appliquez vos mains sur les omoplates, les deux pouces près de la colonne vertébrale, les doigts allongés aboutissant aux fosses sus-épineuses ou à la nuque (Procédé du Dr Moutin).

Ne dites rien.

Après une imposition des mains qui peut varier de quinze à vingt secondes jusqu'à une ou plusieurs minutes, retirez lentement, très lentement, vos mains en arrière, tout en maintenant le contact de manière, pour ainsi dire, à inviter la personne à s'appuyer contr'elles. Si le sujet vous suit, s'il tend à tomber en arrière, vous êtes certain d'avoir affaire à un cas très suggestible ; d'autant plus suggestible que le mouvement en arrière est plus spontané et plus accentué ; la suggestibilité est moindre si vous reconnaissez qu'il y a une certaine résistance, une certaine appréhension à se laisser aller par crainte d'une chute.

S'il n'y a aucun effet, ou si l'effet produit vous semble trop faible, recommencez votre essai en vous aidant de la suggestion verbale. Prévenez le sujet qu'il va se sentir attiré en arrière : que lorsque vous éloignerez vos mains, il sera obligé de s'appuyer contr'elles et de suivre leur mouvement ; s'il ne sent rien il ne doit pas bouger ; mais s'il constate qu'il est attiré, il doit se laisser aller de confiance : il n'a rien à craindre, il ne risque pas de tomber, vous êtes derrière lui, vous veillez sur lui.

Vous lui recommandez bien de ne pas opposer de résistance, mais de ne pas y mettre de complaisance.

Maintenez l'application des mains pendant quelques minutes, deux ou trois au plus ; et de nouveau, lentement, très lentement, comme pour ne pas perdre le contact, retirez vos mains. Si le sujet est suggestible il suit votre mouvement et son corps, sans que les pieds bougent, se porte en arrière ; l'amplitude et la vitesse du mouvement sont généralement en rapport avec le degré de suggestibilité.

Certains sujets se déplacent tout d'une pièce et tomberaient si on ne les soutenait pas ; d'autres ébauchent le mouvement de recul mais se retiennent et se raidissent ou changent leurs pieds de place ; c'est à ceux-ci surtout que vous devez faire les recommandations exposées ci-dessus pour les rassurer et pour qu'ils s'abandonnent à fond.

Remettez le sujet en place et renouvelez l'application des mains et leur retrait. Recommencez la manœuvre plusieurs fois ; généralement le mouvement s'accentue et finit par prendre toute l'étendue possible ; c'est un corps lourd et inerte que vous avez à soutenir.

Si vous n'avez rien obtenu ou trop peu, frictionnez avec une main la colonne vertébrale de haut en bas et de bas en haut, depuis la nuque jusqu'à la région lombaire, l'autre main étant appliquée au niveau de l'estomac, en avant, et servant à maintenir la personne en équilibre ; ou bien encore faites les frictions avec les deux mains manœuvrant ensemble des deux côtés à la fois de la colonne vertébrale.

Tout en frottant, vous pouvez, pour expliquer votre action, suggérer verbalement que vous exercez ainsi un effet sur le système nerveux qui, par suite, fonctionnera régulièrement, qu'il n'y aura plus de douleur, plus de maladie, etc..

Après quelques instants, frictionnez aussi la région externe des hanches et des cuisses (ceci, cependant, n'est pas indispensable) ; puis recommencez l'application des mains comme il a déjà été fait ; vous pouvez renouveler les essais deux ou trois fois. Si la personne est suggestible l'action se produira certainement.

Si aucun effet appréciable n'a eu lieu, essayez

le procédé suivant : appliquez une main sur le front et, à l'aide de son bord inférieur et du petit doigt, comprimez légèrement les yeux clos ; placez l'autre main au creux occipital ; puis, imprimez à la tête un lent mouvement de va et vient d'arrière en avant et d'avant en arrière pendant vingt ou trente secondes ; si le sujet est suggestible il ne tarde pas à s'abandonner complètement et le corps tout entier prend part au balancement. Chez les personnes non suggestibles la tête seule obéit, le corps ne se dérange pas de l'équilibre vertical.

Si vous n'avez rien constaté, il ne faut pas en conclure que la personne n'est pas suggestible, car elle pourrait être hypnotisable par d'autres moyens et devenir suggestible pendant l'hypnose. Le plus commode et le plus facile sera d'essayer une influence par le braidisme .

Si le sujet est fort et vigoureux, qu'il ne soit pas trop fatigué par l'expérimentation précédente faites-le tenir debout devant une petite boule brillante suspendue à un mur à hauteur des yeux ; cette boule sera, par exemple, un bouton argenté cousu sur un morceau de velours noir afin qu'il se détache mieux ; un bouchon de carafe ou tout autre objet brillant peut remplir le même office.

Prescrivez au sujet de laisser tomber ses bras le long du corps, de bien concentrer ses regards et sa pensée sur ce bouton et de ne se préoccuper de rien de ce qui se passe autour de lui.

Laissez-le abandonné à lui-même pendant quatre ou cinq minutes (davantage pourrait être trop fatigant) tout en le surveillant pour qu'il ne perde pas l'équilibre, surtout si les yeux venaient à se fermer tout seuls.

Si le sujet est faible ou fatigué par l'expérimentation antérieure, faites-le asseoir ou coucher commodément et donnez-lui à tenir la boule dans sa main, soit à hauteur des yeux, soit à hauteur de la ceinture, à une distance de trente à quarante centimètres ; faites les mêmes recommandations que ci-dessus pour la concentration de la vision et de la pensée et laissez l'action se produire pendant environ cinq minutes, si vous êtes pressé, pendant un quart d'heure et même vingt minutes si vous avez le temps. Le sujet influencé fermera ses yeux, sinon vous les fermerez vous-même.

Que les yeux se soient fermés spontanément ou non, vous pouvez appliquer le procédé indiqué par le Dr Philips et faire au sujet la suggestion qu'il ne peut ouvrir les yeux. S'il ne peut les ouvrir vous êtes certain qu'il est suggestible ; s'il les ouvre malgré votre injonction, vous resterez dans le doute.

Je ne suis pas partisan de cet essai chez un sujet neuf et je ne le risque que chez un sujet entraîné par plusieurs hypnotisations précédentes, quand je veux apprécier l'intensité de l'état hypnotique. Un échec peut diminuer votre prestige.

Cependant, si les yeux se sont fermés spontanément, il est probable qu'ils ne s'ouvriront pas quand vous mettrez le sujet au défi. S'ils ne se sont pas fermés d'eux-mêmes mais par votre intervention, vous pouvez produire l'influence et l'augmenter par une friction prolongée de la paroi supérieure du crâne (réflexe du vertex), ou par quelques passes sans contact de la tête à l'estomac.

Que l'opération braidique ait été appliquée à un sujet debout ou assis, si elle ne s'est pas terminée par l'occlusion spontanée des yeux, que vous ayez fait ou non la friction du vertex, continuez de la manière suivante :

Faites asseoir la personne dans un fauteuil ou faites-la coucher sur un lit ou un divan ; que ses jambes, ses bras, tout son corps soient convenablement appuyés et présentez devant ses yeux et un peu au-dessus, à une vingtaine de centimètres, l'index et le médius d'une de vos mains allongés et accolés l'un à l'autre, les autres doigts étant fermés ; vous ordonnez de regarder avec toute l'attention possible l'extrémité du médius. Vous pouvez placer ou non votre autre main sur la tête du sujet, le pouce sur le front aboutissant entre les deux sourcils. Vous surveillez les yeux. S'il y a action, vous ne tarderez pas à remarquer, du côté des pupilles, quelques mouvements alternatifs de dilatation et de contraction, quelquefois très faibles mais cependant appréciables ; les yeux deviennent larmoyants, parfois les paupières clignotent ou s'animent de mouvements plus ou moins rapides ou encore vous constatez un ou deux mouvements de déglutition ou des contractions légères et des mouvements fibrillaires dans les doigts ; l'hypnose est en train de se produire ; vous pouvez l'activer davantage en suggérant que les paupières sont lourdes et qu'elles vont se fermer, d'après la méthode du professeur Bernheim et du Dr Liébeault. Souvent il en est ainsi presque tout de suite ; si le résultat se fait trop attendre, provoquez un abaissement des yeux et des paupières en faisant très lentement descendre vos doigts point de mire et, lorsque l'ouverture interpalpébrale est devenue très faible, appliquez deux doigts de l'autre main sur les yeux, pratiquez l'occlusion complète et maintenez-la pendant quelques instants.

S'il n'y a pas eu apparence d'action hypnotique vous devez terminer identiquement de la même façon, c'est-à-dire par la fermeture des yeux.

Si le sujet s'est montré suggestible aux manœuvres dorsales vous devez également continuer votre opération en le faisant asseoir ou coucher et dans ce cas vous procédez immédiatement à l'occlusion des yeux sans emploi préalable de braidisme.

Tous ces détails peuvent paraître longs et compliquer le mode opératoire ; en réalité, celui-ci est fort simple.

D'abord, manœuvres dorsales : il y a suggestibilité ou non.

Si la suggestibilité n'est pas apparente, braidisme par un objet ; il y a effet ou il n'y en a pas.

S'il n'y a pas effet, réflexe du vertex puis braidisme à l'aide du doigt. C'est tout.

La suggestion vocale peut être employée pendant toute la durée des recherches pour aider au résultat.

On peut intervertir les opérations de braidisme et le réflexe du vertex ; on peut aussi, souvent, se dispenser du braidisme, supprimer le réflexe du vertex et pratiquer d'emblée l'occlusion des yeux ; affaire d'habitude et d'intuition.

Nous voici donc au même point pour tous les sujets quels qu'ils soient. N'oublions pas que la science hypnotique et suggestive n'est certainement pas connue entièrement et qu'une personne peut être hypnotisable et suggestible sans que nous ayons pu nous en apercevoir ; et ayons la conviction que les manœuvres physiques, la crédivité du sujet, la suggestion verbale ou par geste sont autant de facteurs qui provoquent une influence.

Maintenez et prolongez l'occlusion des yeux à l'aide de deux doigts. Au bout de quelques minutes, si vous voulez vous assurer qu'il y a un effet hypnotique produit, placez une de vos mains sur le front du sujet, le pouce appuyé entre les deux sourcils, ou bien deux doigts comprimant toujours les globes oculaires. Avec l'autre main faites quelques passes de haut en bas, depuis le front jusqu'à l'estomac, en touchant ou non le visage et la poitrine ; faites ces passes aussi lentement que vous le pourrez et terminez en appuyant la main soit à plat, soit les doigts en pointe (comme le veulent les magnétiseurs), un peu fortement aussi sur l'épigastre ; attendez un petit moment ; puis, saisissant un pouce ou un doigt du sujet, soulevez tout doucement la main, l'avant-bras et le bras ; il pourra vous arriver de sentir une légère résistance due à un peu de catalepsie commençante ; c'est un bon signe. Quand vous êtes arrivé à la hauteur de l'épaule (le sujet étant assis), lâchez ; s'il y a hypnose, le membre demeure immobile et se maintient en l'air, ou bien il retombe lentement, très lentement.

S'il retombe brusquement, renouvelez les passes du front à l'estomac et, après une ou deux minutes, recommencez ; si le membre a encore tendance à retomber, tenez-le soulevé avec la main qui le tient et, avec l'autre, faites, en dessous une friction légère depuis l'aisselle jusqu'à la main, deux ou trois fois, comme pour faire comprendre que votre désir est que le bras demeure où vous l'avez mis. Si, après cette suggestion par geste, le bras retombe encore, c'est que vous vous trouvez dans un état d'hypnose très léger ou qu'il n'y a pas de suggestibilité.

Si vous avez réussi, vous pouvez encore à ce moment, essayer l'expérience suivante : vous allongez le bras du sujet et, le tenant tiré et allongé avec une de vos mains, vous exercez, au moyen de l'autre, une friction sur toute la longueur, de l'épaule au poignet ou aux doigts, en appuyant un peu sur le muscle deltoïde et sur le coude que vous malaxez comme pour le fixer. C'est une suggestion par geste à laquelle vous ajouterez la suggestion vocale ; vous informez le patient que son bras devient raide, qu'il ne pourra pas le ployer, que le bras est raide, qu'il ne peut être ployé ; et, à l'aide de la main qui en tient l'extrémité, imprimez-lui quelques mouvements de va et vient dans divers sens autour de l'articulation de l'épaule prise comme centre de rotation. Si la suggestion a produit son effet vous sentirez vous-même la raideur du membre et alors vous pourrez ajouter : « Essayez de plier le bras, vous ne pouvez plus » et il en sera ainsi.

Mais, si vous sentez que le sujet n'a pas obéi à votre suggestion, gardez-vous de faire la dernière injonction car elle pourrait ne pas réussir.

Vous pouvez encore vous assurer qu'il y a effet hypnotique en prévenant le sujet qu'il ne va plus pouvoir ouvrir les yeux ; faites quelques passes de haut en bas sur les paupières, ajoutez verbalement la suggestion que vous fermez les yeux fortement, que les paupières sont rendues lourdes, que les yeux ne pourront plus s'ouvrir ; puis, vivement, dites-lui : « Essayez d'ouvrir les yeux, vous ne pouvez plus. » Si les yeux demeurent fermés, faites remarquer au sujet que vous avez du pouvoir sur lui et dites-lui que ce pouvoir vous allez l'utiliser pour sa guérison. Si, au contraire, les yeux s'ouvrent, dites-lui qu'il a de la volonté et de la force et que vous allez développer cette volonté et cette force pour les faire servir à son amélioration. En aucun cas vous ne devez paraître surpris de ce qui arrive, vous ne devez montrer la moindre hésitation et vous devez faire concourir le succès et l'insuccès de vos essais à accroître l'empire que le sujet vous reconnaît.

Tous ces essais doivent être faits dans l'ordre suivant lequel je les indique et vous ne devez en tenter un que si le précédent a été réalisé.

Si le sujet s'est montré très suggestible, si vos tentatives ont toutes été couronnées de succès, il vous est permis de tenter l'automatisme rotatoire ; prenant les deux poignets du sujet, vous leur imprimez un mouvement rapide de rotation autour l'un de l'autre et vous les lâchez en affirmant que le mouvement va continuer et ne peut s'arrêter ; il en sera ainsi chez ceux qui sont fortement impressionnés. Si le mouvement s'arrête, insistez un peu ; affirmez qu'il va reprendre, qu'il le faut, etc... Si, malgré votre injonction, les poignets demeurent immobiles, ordonnez au sujet de s'abandonner davantage, mais ne recommencez pas dans la même séance ; il est probable que vous n'arriveriez pas.

Si le mouvement de rotation incoërcible des

poignets a été obtenu, vous pouvez essayer ensuite la contracture suggestive ; vous fermez la main du sujet et le mettez au défi de l'ouvrir ; vous fléchissez fortement l'avant-bras sur le bras et vous demandez au sujet d'essayer de le redresser, après lui avoir suggéré qu'il ne peut pas.

Si l'expérience ne réussit pas, n'essayez pas d'aller plus loin pour cette fois.

Si votre expérience réussit vous êtes en mesure de tenter l'insensibilité. Vous commencez par cataleptiser le bras en tirant sur lui pour l'allonger, le raidir et en vous aidant de la suggestion verbale. Vous informez le sujet que vous allez le piquer avec une épingle et qu'il ne sentira pas la douleur ; vous répétez votre suggestion deux ou trois fois, puis vous piquez avec précaution ; vous reconnaîtrez facilement par vous-même s'il y a suppression ou diminution de la douleur ; sinon, interrogez le sujet et il vous dira qu'il a senti un peu ou qu'il n'a pas senti du tout.

Ne recherchez l'insensibilité que dans le cas de raideur bien manifeste ou dans l'existence d'un état cataleptiforme bien confirmé.

Il faut être très prudent dans cette série d'expériences, surtout dans une première séance. En somme, elles n'ont qu'un faible intérêt de curiosité, et, quand elles ne réussissent pas, elles peuvent diminuer l'influence de l'hypnotiseur ; à moins qu'il n'ait l'habileté de dissimuler son insuccès et même d'en profiter pour augmenter son pouvoir. Cependant elles ont un avantage qui est d'indiquer à quel degré d'hypnose on est arrivé.

Quand on n'a pas l'habitude de l'hypnotisme, il vaut mieux ne les tenter que chez les sujets déjà entraînés par quelques séances antérieures de suggestion. Ceux-ci ont confiance complète dans l'opérateur et un insuccès quelconque n'affaiblit pas cette confiance. Avec eux on ne risque rien.

En général, soyez patient ; ne vous pressez pas ; l'hypnotisme est, dans ses différents degrés, un état progressif qui n'augmente que lentement : il faut du temps et ne pas craindre de prolonger la durée des séances et de les renouveler. Quelquefois, on ne réussit pas parce qu'on a voulu aller trop vite, essayer un effet quand la suggestion n'avait pas agi pendant assez de temps ; quand vous aurez fait une suggestion et que vous l'aurez répétée plusieurs fois, ne cherchez pas trop tôt à voir si elle s'est réalisée, attendez que le cerveau du sujet en soit bien pénétré.

Quoi qu'il en soit, continuez de temps à autre l'occlusion des yeux et renouvelez les passes : chez certains sujets l'état hypnotique s'amoindrit ou se dissipe dès qu'on cesse de s'occuper d'eux.

Ne négligez pas la suggestion vocale : dès le début, dès que le sujet est assis, ordonnez-lui de s'abandonner, de faire comme s'il était dans son lit et qu'il voulût dormir : dans une première séance ne lui dites pas de dormir : peut-être que le sommeil ne viendrait pas et il ne faut pas que l'opéré ait dans l'idée que le sommeil devait se produire et qu'il ne s'est pas produit ; c'est là l'obstacle le plus grand à la suggestion thérapeutique. Si le sujet sait, à l'avance, que le sommeil n'est pas indispensable et qu'il s'aperçoive qu'il n'a pas dormi, il sera moins surpris, moins étonné ; sa confiance n'en éprouvera aucune atteinte et la suggestion agira avec tout l'effet possible.

Entre temps, prenez la tête de la personne entre vos mains, l'une appliquée sur le cervelet, l'autre sur le front ; gardez cette position pendant quelques minutes, même jusqu'à dix, en répétant, en accentuant votre suggestion : « Abandonnez-vous bien, isolez-vous bien, ne faites pas attention à ce qui se passe autour de vous ; si vous avez envie de dormir, laissez-vous aller, faites comme si vous étiez dans votre lit, etc. ».

Vous pouvez encore utiliser la manœuvre suivante que j'ai vu employer en Algérie par des ouvriers marocains pour le soulagement des malaises et, en particulier, de la céphalalgie due à des coups de chaleur ou à des fièvres intermittentes : les doigts des deux mains étant appliqués aux deux tempes, les pouces sont disposés verticalement au milieu du front ; on les ramène vers les autres doigts, d'un mouvement lent, en exerçant une pression sur les bosses frontales qui constituent souvent une zone hypnogène ; quand on est arrivé près des tempes, on relève les pouces et on les reporte au milieu du front ; on recommence le même mouvement aussi longtemps qu'on le veut, en l'accompagnant ou non de la suggestion vocale, soit pour pousser le sujet à l'inertie complète ou au sommeil, soit pour lui suggérer la disparition des symptômes maladifs.

La plupart des malades ne se doutent pas que la suggestion verbale est le moyen le plus actif pour agir sur leur maladie ou sur leur cerveau ; ils attachent une grande importance aux manœuvres physiques ; ne craignez donc pas de multiplier celles-ci et de les varier pendant toute la séance : faites des passes, prenez les pouces, serrez les poignets, frictionnez le front, appliquez vos mains sur la tête ou sur l'estomac ; tout cela influence leur esprit et développe la suggestibilité. Vous pouvez vous en dispenser ou en user modérément chez les personnes qui présentent un degré hypnotique avancé, et chez les sujets entraînés.

De temps à autre, soulevez un bras, soulevez les deux ; voyez s'ils restent en place où vous les avez mis, s'ils deviennent durs et raides quand vous les allongez. Interrogez le sujet, demandez-lui comment il se trouve ; ne vous étonnez pas s'il prend la parole le premier, s'il vous indique la suggestion à lui faire ; ayez toujours l'air de prendre au sérieux tout ce qu'il vous dit ; entendez-vous bien avec lui et soyez d'accord.

En continuant de la sorte, avec de la prudence dans le geste et dans la parole, avec de la conviction et de la patience, vous arriverez au maximum de ce que vous pouvez obtenir selon la suggestibilité du sujet.

Chez certains d'entr'eux vous ne dépasserez pas les premiers degrés, les plus inférieurs ; chez d'autres, très impressionnables, vous parviendrez, par étapes successives et presque insensibles, soit à un sommeil léger d'où le sujet, à la fin de l'opération, sortira en se souvenant de tout ce qui s'est passé et en déclarant même qu'il n'a pas dormi, soit, plus rarement, à un sommeil profond qui, au réveil, ne laissera aucun souvenir.

Chez certains sujets très suggestibles, le sommeil léger ou le sommeil profond s'obtiennent très rapidement, on pourrait presque dire d'emblée ; beaucoup d'autres peuvent y arriver après entraînement, après plusieurs hypnotisations.

Mais ne soyez pas surpris, je le répète encore, si le sommeil ne se produit pas.

Ne soyez pas surpris non plus si la phase de catalepsie suggestive et celle des mouvements rotatoires passent inaperçues, à tel point qu'elles semblent ne pas avoir existé.

D'autres fois le sujet tombe subitement ou très rapidement, dès l'occlusion des yeux ou dès l'application des mains dans le dos, dans un état de torpeur complète avec résolution musculaire ou même insensibilité à la piqûre ; il peut être catalepsiable ; mais il peut aussi se trouver dans un état d'inertie tel que, même par la suggestion verbale, vous ne pourrez pas reproduire les petites expériences détaillées précédemment ; la prudence dans les expériences à tenter est ici de toute nécessité ; vous vous trouvez en présence d'un état psychique à forme léthargoïde, très difficile à définir, mais dans lequel, cependant, la suggestion curative pourra s'exercer.

Quel que soit le degré d'hypnose auquel vous avez pu arriver, le *réveil* s'effectue de la manière la plus simple ; par cette expression *réveil* il faut comprendre le retour à l'état normal.

Il suffit d'en faire la suggestion, d'en donner l'ordre : « réveillez-vous, c'est fini, vous pouvez ouvrir les yeux, etc. ».

En même temps vous pouvez souffler légèrement sur les yeux ou bien éventer le visage (d'après la pratique du Dr Liébeault) avec un éventail, un livre, un journal, n'importe quoi.

Vous pouvez néanmoins vous en dispenser. D'ordinaire, le sujet reprend immédiatement son état naturel. Quelques personnes n'obéissent pas, ne bougent pas, tardent à se remettre ; ne vous en étonnez pas et surtout ne perdez pas la tête : attendez un petit moment et renouvelez la suggestion de réveil avec un ton impératif ; si les yeux ne s'ouvrent pas, ordonnez qu'on les ouvre, affirmez au sujet qu'il se trouve bien, qu'il éprouve un bien-être général, qu'il ne ressent aucune fatigue, que ses yeux ne sont plus fermés, et continuez la suggestion jusqu'à effet. Ce dernier cas est exceptionnel.

S'il s'agit d'un sujet déjà entraîné et que le réveil ne s'effectue pas, c'est que vous avez dû, dans les hypnotisations précédentes, employer une manœuvre dont le sujet attend la répétition ; rappelez-vous cette manœuvre et exécutez-la de nouveau ; le retour à l'état de veille sera immédiat. Il en sera ainsi, par exemple, si, ayant soufflé sur les yeux dans les séances antérieures, vous oubliez de le faire dans la séance actuelle.

Dites au sujet qu'il peut se réveiller et ouvrir les yeux ; il ne le fait pas ou il vous répond qu'il ne peut pas. Soufflez-lui sur les yeux et aussitôt l'effet se réalise.

Observations et conseils complémentaires : Les effets de la suggestion verbale sont généralement en rapport avec le degré d'hypnose développé.

Il y a cependant des exceptions : la suggestion peut être sans influence chez certains somnambules, très intense, au contraire, dans la simple somnolence et même dans l'état de veille ; certaines personnes ne sont guère hypnotisables et sont pourtant très suggestibles à en juger par les résultats ultérieurs ; aussi, en aucun cas, il ne faut conclure à l'impuissance de la suggestion et il est généralement avantageux de l'essayer, même dans l'état de veille complète.

Il peut se faire que la suggestibilité ne soit pas reconnue. Il peut arriver aussi qu'elle soit limitée à certains actes, à certaines idées, à certaines sensations, de sorte qu'elle n'existe pas pour tout ce qu'on demande, pour tout ce qu'on ordonne ; c'est pour cela que, si les petites expériences déjà décrites peuvent avoir leur utilité, il ne faut pas toujours y insister et surtout ne pas être surpris de ne pas les voir réussir dans tous les cas.

J'ai dit qu'il est fréquent de voir la suggestion se réaliser même si elle est faite à l'état de veille.

C'est que, à moins que l'opéré ne soit doué d'un scepticisme exceptionnel ou que, sous une bonne volonté apparente, il ne cache un mauvais vouloir réel, il y a toujours une certaine émotion, un état involontaire d'impressionnabilité dus à l'influence de l'opérateur, à ses manœuvres, à son autorité morale, à l'appréhension de l'attente et de l'inconnu.

Et puisque la suggestion peut produire ses effets à tout instant, depuis l'état de veille jusqu'à l'état de sommeil profond, en passant par tous les intermédiaires, il est utile de commencer à l'employer dès le début de la séance.

J'ai déjà expliqué comment la suggestion verbale devait se faire : l'idée que l'on veut insinuer dans le cerveau et qui devra se traduire en acte, doit être exprimée le plus clairement et le plus simplement possible ; on répète quatre, cinq, dix fois de suite ; on s'arrête et on invite le sujet à s'abandonner encore, à s'isoler un peu plus ; on recommence, soit avec les même paroles, soit avec des termes différents, exprimant toujours la même idée, et on s'arrête de nouveau, en renouvelant le conseil ou l'ordre de bien s'abandonner et ainsi de suite ; avec quelques personnes il faudra employer le raisonnement, donner des explications, faire des remontrances, ajouter des conseils et des encouragements.

La suggestion thérapeutique doit alterner ou coïncider avec la suggestion ou les manœuvres qui ont pour but la production ou l'accroissement de l'hypnose.

La durée de l'opération est illimitée ; plus elle est longue, mieux cela vaut, plus on a de chance que le cerveau sera influencé et obéira à l'influence. En moyenne, une demi-heure suffit ; mais on peut prolonger l'action pendant une ou plusieurs heures ; on n'a pas à craindre d'accident, il n'y a aucun danger, aucun inconvénient.

Plus la séance est longue, plus on peut espérer qu'une personne qui ne semblait pas suggestible, se laissera aller, par suite de la monotonie de l'opération, à un certain degré de somnolence ou d'abandon qui facilitera la passivité du cerveau, et, par suite, l'acceptation, par celui-ci, de l'idée suggérée.

Pendant l'état hypnotique abstenez-vous de faire des suggestions qui pourraient déplaire ;

peut-être que l'hypnotisé opposerait de la résistance ; il pourrait y avoir lutte entre sa volonté et la vôtre et vous risqueriez de perdre votre suprématie et de ne plus rien obtenir.

Dans l'hypnotisme et dans la suggestion thérapeutiques, il ne faut pas oublier que vous n'agissez que dans le but d'être utile à un malade : ce but, vous ne devez jamais le perdre de vue ne vous en écartez pas, et, presque toujours, le succès couronnera vos efforts.

Recommandation indispensable et de la plus grande importance : ayez soin, avant de terminer la séance, avant le réveil, de suggérer au sujet que personne n'aura d'action sur lui sans son consentement, que personne ne pourra l'endormir ni le suggestionner contre sa propre volonté.

Quand le sujet est réveillé, il est bon de lui répéter les suggestions faites pendant l'état d'hypnose ; vous devez le faire sous forme de recommandation et en affirmant la réussite certaine.

Causez familièrement avec lui pendant quelques minutes et ne le laissez partir ou ne le quittez que lorsque vous serez bien sûr qu'il a bien repris son état naturel.

Le tableau que je viens de tracer pour l'hypnotisation reproduit ce qui se passe le plus habituellement ; mais il y a des variétés nombreuses à tous les degrés et quand on rencontrera une exception on n'en sera pas surpris.

J'ajouterai encore que, chez les sujets qui ont déjà subi des hypnotisations nombreuses, on arrivera d'emblée au maximum hypnotique dont ils sont susceptibles presque instantanément. Il suffit de leur fermer les yeux et l'état hypnotique s'établit dans toute son intensité. Il semble qu'il y a simulation ou complaisance. On peut ensuite faire ouvrir les yeux, et, si on n'ordonne pas le retour à l'état normal, le sujet demeure hypnotisé avec ses yeux ouverts et tout en paraissant éveillé. Dans ces cas et dans quelques autres (on ne peut pas tout citer), ce n'est que par l'expérience, acquise par une longue pratique, et avec la connaissance parfaite de ses sujets, que l'opérateur peut se rendre compte de l'existence réelle de l'hypnose.

Deuxième cas : lorsque le malade est couché dans son lit ou que, pour un motif quelconque, il ne peut garder la station debout, le procédé d'hypnotisation ne peut débuter par les manœuvres dorsales. Dans ce cas, on aura recours aux passes, au braidisme ou à l'occlusion immédiate et prolongée des yeux ; on pourra y joindre la friction des bosses frontales aidée de la suggestion verbale. D'ordinaire, après avoir pendant quelques minutes fait fixer un objet brillant ou l'extrémité d'un doigt, on procède à l'occlusion des yeux et on exécute quelques passes, comme il a déjà été dit.

Ou bien encore, une main étant appliquée sur le front et comprimant avec deux doigts les globes oculaires, on met l'autre au creux de l'estomac ; on attend pendant quelques minutes, puis on pratique quelques passes ; on soulève un bras pour constater si l'hypnose se développe et on continue comme précédemment. Il faut commencer tout de suite la suggestion curative et encourager, en même temps, le malade à s'abandonner.

Inconvénients des procédés hypnotiques. — Certaines personnes dont les occupations sédentaires exigent l'immobilité du corps et la persistance de la vision dans une direction déterminée et toujours la même, finissent par s'engourdir, et même s'endormir sur leur travail. Il est probable qu'il s'agit d'hypnotisation spontanée, involontaire et inconsciente ; le cas se présente plus souvent qu'on ne croit.

Certainement, la fixation prolongée et presque continuelle des yeux sur un objet immobile ou se mouvant dans un espace très restreint, peut à la longue, avoir des inconvénients. On conçoit qu'il doive en être ainsi, surtout chez une personne dont la sensibilité aura été accrue par plusieurs hypnotisations successives à l'aide du braidisme ou du regard persistant de l'opérateur.

Il peut donc arriver qu'un sujet, après entraînement, s'hypnotise seul et de lui-même ; si, par exemple, il s'agit d'une femme faisant de la couture ou de la broderie, la direction continue de son regard vers l'ouvrage provoque d'abord des altérations de la vue et, par la suite, des troubles du système nerveux.

Un tel sujet supportera difficilement le regard ferme et hardi d'un étranger et pourra, contrairement à sa volonté, être hypnotisé et subjugué.

L'opérateur consciencieux doit s'opposer au développement de cet état spécial qui deviendrait une prédisposition maladive.

Si donc, on a dû, dans les premières séances, recourir à des procédés hypnotiques ou magnétiques de ce genre, on devra y renoncer et s'en abstenir complètement dès que la suggestibilité sera devenue suffisante ; l'occlusion immédiate des yeux devra être employée exclusivement : on pourra y ajouter qnelques passes : par suite de l'habitude acquise, le sommeil nerveux se produira presque aussitôt, dans toute son intensité sur simple injonction.

Il sera utile, en outre, de faire la suggestion curative suivante : « Vous pouvez regarder toujours au même endroit saus être incommodé : vous pouvez regarder tout le monde en face sans être impressionné ; personne ne peut vous influencer sans votre consentement ».

Cette suggestion, évidemment, devra et pourra être modifiée selon les circonstances.

Tout procédé hypnotique peut conduire, quand il est répété plusieurs fois, à une suggestibilité trop grande qu'il est essentiel de réprimer.

Ainsi, l'application des mains au niveau des omoplates et les diverses manœuvres dorsales, peuvent, quand elles sont répétées plusieurs fois dans une suite de séances, provoquer la production d'une zone hypnogène ; à tel point qu'il suffit parfois, chez un sujet habitué, de présenter simplement les mains à distance pour provoquer le phénomène d'attraction, rappeler le souvenir des opérations antérieures, exalter la suggestibilité et déterminer l'état hypnotique.

J'ai la certitude d'avoir, personnellement et réellement, obtenu plusieurs fois ces effets. Une autre personne aurait-elle pu agir de même sur un sujet entraîné par moi et à l'insu de ce sujet ? je l'ignore et je n'ai jamais essayé l'expérience ; la réponse me semble douteuse, mais je crois qu'elle doit être résolue par l'affirmative , car, si l'hypnotisé a généralement conscience de l'action que l'on exerce ou qu'on veut exercer sur lui, et si, très souvent, il peut s'y soustraire volontairement, il peut se faire aussi que sa volonté soit impuissante et qu'il succombe à l'influence extérieure.

En conséquence, chez un sujet très sensible, il ne faut user que le plus rarement possible du même procédé et se contenter, après entraînement, de la simple occlusion avec compression des yeux. Si l'on reconnaît que l'état hypnotique ne s'approfondit pas assez vite, on pourra utiliser quelques passes longitudinales de haut en bas avec ou sans contact, à la manière des magnétiseurs ; il n'est pas douteux que ces passes ont pour effet de faire progresser l'hypnose ; les passes transversales, au devant de la tête et de la poitrine, ont, au contraire, une action inverse : on pourra ainsi, en quelque sorte, graduer l'état hypnotique, du moins chez un certain nombre de sujets, si ce n'est chez tous. Ces effets des passes longitudinales et transversales, sont admis par la majorité des magnétiseurs. Je crois, cependant, qu'il faut tenir compte de l'entraînement des sujets, de la suggestion inconsciente et de la suggestion mentale.

On modèrera la suggestibilité acquise, si on le juge nécessaire, à l'aide de la suggestion verbale suivante : « Personne ne pourra avoir d'action sur vous, personne ne pourra vous influencer sans votre consentement volontaire. »

On arrivera ainsi à rendre le sujet complètement réfractaire à toute action imprévue et non consentie qui pourrait être tentée sur lui par un étranger, avec ou sans intention.

Remarque. En tenant compte de ces observations et en les mettant en pratique à l'occasion, il est permis d'affirmer que les procédés d'hypnotisation sont absolument inoffensifs.

Autres procédés. — Il peut arriver que certains

malades ne soient suggestibles ni hypnotisables à aucun degré malgré leur bonne volonté la plus évidente. En dépit de tous leurs désirs, ils sont incapables de concentrer leur attention et leur pensée sur une sensation ou une idée unique et exclusive ou de s'abandonner dans un état complet d'inertie, conditions essentielles de l'hypnose ; il en est ainsi, par exemple, chez un grand nombre de neurasthéniques.

On peut, chez eux, essayer de la suggestion à l'état de veille ; mais on ne tarde pas à reconnaître que les résultats sont nuls ou insuffisants et, après quelques séances, ces malades se découragent et on ne peut plus rien obtenir.

Dans ces cas, qui sont encore assez fréquents, on peut réaliser un état passif du cerveau à l'aide d'une potion au chloral ou d'une injection hypodermique de morphine et essayer, pendant l'action adjuvante du médicament, de provoquer le sommeil hypnotique à l'aide de la suggestion ou d'un autre procédé.

Cette méthode est quelquefois employée par le professeur Bernheïm lui-même.

On peut aussi utiliser le chloroforme : il est démontré, en effet, que, tout de suite après la période d'excitation qui suit les premières inhalations et avant que se produise le délire loquace ou tranquille, il y a un intervalle pendant lequel le sommeil chloroformique constitue un état de suggestibilité analogue à celui du sommeil hypnotique, léger ou profond. Cette suggestibilité s'accroît par la suggestion verbale et par une série de chloroformisations ; de sorte qu'après trois ou quatre séances, en suggérant au sujet qu'il n'aura plus besoin de chloroforme pour s'endormir, on arrive à produire très rapidement l'hypnose par la suggestion verbale seule.

Je n'ai jamais eu l'occasion de faire cette expérience ; mais le fait paraît certain d'après les observations du Dr Rifat (de Salonique) et du Dr Abdon Sanchez Herrero, professeur de clinique à la Faculté de médecine de Valladolid

On peut encore employer, dans les cas rebelles, les miroirs rotatifs du Dr Luys.

Dans d'autres cas, on peut provoquer l'état d'hypnose par les vibrations d'un diapason fixé sur le crâne. Charcot avait imaginé un casque vibratoire spécial qui portait au sommeil après une application de dix à vingt minutes. Il existe encore quelques autres instruments qui agissent par leurs vibrations.

Un état d'engourdissement se produit aussi chez les personnes que l'on place sur le tabouret isolant de la machine électrique et que l'on soumet à la douche électrique.

Enfin, d'une façon générale, on pourra produire un état d'hypnose plus ou moins profond en soumettant le patient à une sensation quelconque, pourvu que cette sensation soit unimode et continuée pendant un temps suffisant.

Suggestion pendant le sommeil naturel : La suggestion pendant le sommeil naturel a été surtout préconisée par le Dr Paul Farez. Elle est très efficace et peut être employée avec succès, principalement chez les enfants indociles, rebelles, récalcitrants : ce sont surtout les parents qui peuvent la mettre en usage en cette circonstance et il est du devoir du médecin de leur en indiquer l'emploi et de leur enseigner la marche à suivre.

D'après ce qui a été dit, on comprend que la suggestion puisse être toute-puissante pendant le sommeil normal, puisque la passivité du cerveau, efficace pour la production d'un état hypnotique, s'y trouve complètement réalisée.

La plupart des magnétiseurs ont utilisé le sommeil naturel : il en est fait mention dans les ouvrages de Deleuze, de Du Potet, dans diverses expériences de Puységur, Lafontaine, etc.

On peut l'essayer chez des personnee incapables d'un effort prolongé d'attention ou qui ne semblent hypnotisables par aucun des procédés ordinaires. On peut l'utiliser également chez les aliénés.

Voici comment opère le Dr Paul Farez :

« Le soir, quand le malade est endormi, je pénètre sans bruit dans sa chambre. Je me tiens d'abord à quelques mètres du lit, et, d'une voix très basse, à peine perceptible, sur un rythme lent, monotone, je commence à articuler les deux syllabes *dor*.....*mez*, *dor*....*mez*, que je suis prêt à répéter sans aucune impatience aussi longtemps que cela sera nécessaire Petit à petit, je m'approche du lit et j'arrive bientôt à quinze ou vingt centimètres de l'oreille du dormeur ; je n'ai pas cessé un seul instant d'articuler mes deux syllabes sur le même rythme lent et monotone, d'une voix à peine audible. »

« Lorsque je suis près de l'oreille du dormeur, je continue à nettement articuler mes deux syllabes uniformément scandées ; je maintiens le même rythme, mais, au bout de quelques minutes, je hausse le ton ; ma voix augmente d'intensité, petit à petit, sans soubresaut, sans heurt, sans brusquerie ; puis je maintiens l'intensité uniforme et constante ».

« Afin d'articuler suivant un rythme isochrone chaque couple de syllabes dor... mez, je m'applique à les rendre synchrones aux mouvements respiratoires du sujet ; en d'autres termes, chaque syllabe *dor*....est énoncée pendant chaque inspiration, chaque syllabe *mez*....pendant chaque expiration. »

« Or, j'ai remarqué que si, au bout d'un temps certes variable, je modifiais légèrement le rythme de mes paroles, le rythme respiratoire du malade était modifié de même, accéléré ou retardé, suivant que mon rythme vocal était lui-même accéléré ou retardé. »

« Lorsque, ainsi, j'ai pu agir indirectement et

comme à volonté sur les mouvements respiratoires du sujet, j'estime qu'il se trouve à point et que le moment est propice pour la suggestion, la période préparatoire est terminée, la phase véritablement active commence. »

« Les suggestions seront exprimées avec netteté, concision et autorité, en phrases brèves, concises, martelées, réduites au strict minimum.

« Combien de temps doit durer une séance ?... .... une séance comme je la conçois ne peut guère comporter moins d'une demi-heure. »

SOMMEIL CATALEPTIQUE OU LÉTHARGIQUE DE CAUSE INCONNUE. — Il arrive parfois que certaines personnes tombent, sans cause connue, dans un état de sommeil particulier, à forme cataleptique ou léthargique et qu'il est impossible de les éveiller.

Il est probable que ce sommeil est le résultat d'une auto-hypnotisation ou d'une hypnotisation étrangère inconsciente et qu'il est entretenu par les suggestions également inconscientes des assistants.

Les sujets qui ont subi cette situation, racontent, le plus souvent, qu'ils avaient conscience de tout ce qui se disait et se faisait autour d'eux, mais sans pouvoir secouer la torpeur qui les dominait.

Le réveil, quand il se produit, doit être dû à

une suggestion faite par une personne influente ou bien à l'absence totale de suggestion pendant un temps suffisant pour que les effets de l'hypnotisation se dissipent seuls : car, une personne hypnotisée, si elle est abandonnée à elle-même, sans qu'aucune suggestion de sommeil lui soit faite, finit toujours par se réveiller seule dans un laps de temps plus ou moins court.

Le manque de souvenir au réveil ne peut infirmer cette explication, puisque, dans les états profonds de l'hypnose, il y a amnésie complète après le retour à l'état normal.

En pareille circonstance on devra essayer de se mettre en rapport hypnotique avec le dormeur et de prendre pouvoir sur lui, afin de provoquer le réveil dès que ce pouvoir sera suffisant.

Placez deux doigts sur les yeux du sujet comme pour en faire l'occlusion : ou bien appliquez une de vos mains sur son front et l'autre sur l'estomac pendant quelques minutes : ou, encore prenez ses deux pouces ou ses deux poignets et faites-lui des suggestions comme pour provoquer l'état hypnotique : vous pouvez, pour ces suggestions, employer la méthode du Dr Farez, c'est-à-dire suivre le rythme de la respiration et ordonner le sommeil : dor. .. mez, dor....mez.

Au bout de dix minutes, un quart d'heure, plus tôt si vous voulez, essayez votre puissance suggestive en soulevant un bras, en soulevant les deux, en adressant la parole au sujet pour voir s'il vous répond.

Si vous n'avez rien obtenu, recommencez et continuez la suggestion de sommeil. Utilisez le réflexe du vertex ou la friction des bosses frontales et celle, si c'est possible, de la région dorsale.

Si vous reconnaissez, à un moment, que vous avez acquis une influence, prévenez le malade qu'il va se réveiller, qu'il ne peut faire autrement, qu'il ne pourra plus se rendormir.

Renouvelez cette suggestion plusieurs fois pendant quelques minutes, sans vous presser, et enfin terminez en disant : « C'est fini, vous vous éveillez, vous êtes réveillé, vous pouvez remuer, vous pouvez ouvrir les yeux, etc. »

Ayez la conviction que vous devez réussir : qu'il n'y ait dans votre esprit ni dans votre parole aucune hésitation, mais seulement de l'assurance, de la décision et de la fermeté.

Il est probable que si vous êtes en présence d'une personne hypnotisée, le résultat sera favorable.

Si vous n'avez rien obtenu vous pouvez faire flairer un morceau de charbon de bois et le maintenir sous les narines. Le Dr Philips prétend que le flairement du charbon de bois ramène à l'état normal, presque instantanément, un sujet hypnotisé. Vous pouvez y joindre l'action d'un courant d'air frais au devant du visage ou encore un souffle assez fort sur les yeux.

Ces manœuvres physiques pourront avoir sur

le sujet, à cause de l'importance qu'il leur attribuera, plus d'effet que la simple suggestion vocale.

(Je dois dire que j'ai tenté plusieurs fois de réveiller, sans suggestion, par le charbon de bois, des sujets hypnotisés par les procédés ordinaires et que je n'ai pas réussi ; ce n'est pas une raison pour ne pas essayer).

Si l'on n'arrive pas au réveil par ces divers moyens, c'est qu'on se trouve en présence d'exceptions, rares heureusement, sur lesquelles la science n'a pas encore pu se prononcer.

Remarque : On agirait d'une façon analogue sur un sujet hypnotisé par une autre personne et qui ne pourrait pas être réveillé par elle.

VIII

DE LA THÉRAPEUTIQUE SUGGESTIVE

A. — Considérations générales sur les maladies

La thérapeutique suggestive est la science qui a pour but d'appliquer la suggestion au traitement des maladies.

La suggestion est employée soit à l'état de veille soit pendant un des modes du sommeil hypnotique.

L'influence de l'état moral sur l'état physique, l'action du moral comme cause de maladie et comme cause de guérison sont indéniables.

Cette influence et cette action résultent, théoriquement, de la constitution anatomique du corps humain.

Nons avons vu, en effet, que les diverses parties du système nerveux sont solidaires les unes des autres ; que les différents organes dont l'ensemble constitue le squelette, les appareils de la respiration, de la circulation, etc., ont entr'eux une corrélation intime à tel point que le moindre phénomène qui se passe dans l'un de ces organes ou de ces appareils, en n'importe quelle région, retentit sur l'ensemble.

Les effets prépondérants et continus de la force nerveuse, le rôle de la suggestion s'exerçant, tantôt à notre insu, tantôt avec notre consentement volontaire, ont été mis en évidence par les nombreux exemples et par les observations irréfutables qui ont déjà été rapportés.

Nous constaterons dans ce qui va suivre que la sanction de l'expérience directe et celle de l'expérience provoquée viennent s'ajouter aux prévisions de la théorie et aux résultats de l'observation.

J'ose espérer que, pour tout esprit impartial, soucieux de vérité, non imbu d'incrédulité systématique, il en résultera la conviction que la suggestion agit, non seulement contre les maladies purement nerveuses, mais encore sur la plupart des symptômes morbides d'un grand nombre d'affections autres que celles du système nerveux.

L'ensemble de nos maladies peut être divisé en deux groupes principaux : au premier se rapportent les maladies qui nécessitent une opération et qui sont du ressort immédiat de la chirurgie ; nous y ajouterons la grossesse et l'accouchement. Le second groupe renferme les maladies non susceptibles d'être opérées et les maladies internes qui sont du domaine de la médecine proprement dite.

Examinons d'abord les maladies chirurgicales.

Depuis les découvertes de *Pasteur* et l'invention des sérums, les moyens et les méthodes thérapeutiques ont subi une transformation considérable : l'antisepsie s'est imposée en maîtresse souveraine : elle a permis à la Chirurgie de tenter avec succès des opérations dont la gravité avait jusqu'à nos jours fait hésiter l'opérateur le plus audacieux. Elle a, surtout, enseigné au chirurgien une qualité qui lui faisait souvent défaut, la *propreté*.

Peu importe le choix ou la nature de l'agent antiseptique ! chaque praticien a ses préférences : l'un préconise le sublimé, un autre l'acide phénique ou l'alcool camphré ; il en est qui ne se servent que d'eau bouillie et la préfèrent à tout.

Ce qui fait la réussite d'une opération, c'est la propreté : propreté du champ opératoire, propreté du chirurgien et de ses aides, propreté des mains, propreté des instruments, propreté des pansements.

Ici, évidemment, la suggestion n'a rien à faire : on pourrait cependant la faire intervenir pour ôter au malade toute crainte ou appréhension et pour lui donner confiance.

D'autre part, pour des opérations graves, douloureuses et de longue durée, on est obligé de mettre le patient dans un état spécial d'insensibilité complète (anesthésie). On se sert, pour cela, le plus souvent, du chloroforme ou de l'éther.

Le maniement de ces agents est devenu tellement habituel que les accidents mortels, dont on a pu les accuser quelquefois, sont d'une rareté exceptionnelle. Mais il y a des cas où leur emploi est formellement contre-indiqué et, en particulier, dans certaines maladies du cœur ou de l'appareil respiratoire.

C'est dans ces cas exceptionnels que la suggestion pourra être utilisée. Si on le peut, si le sujet est suffisamment suggestible, on emploiera la suggestion hypnotique parce que, dans l'état d'hypnose, l'insensibilité, quand elle n'existe pas d'emblée, peut quelquefois être suggérée avec succès. Dans le cas contraire, on aura recours à la suggestion à l'état de veille : chez certains malades impressionnables, on arrivera à une insensibilité suffisante, à une indifférence à peu près complète pour la douleur, pourvu que leur attention soit distraite et leur esprit fortement occupé : ce à quoi l'on peut arriver, à l'aide, par exemple, d'une conversation ininterrompue qui les intéresse.

En 1901, à l'hôpital d'Oran, un vieillard a été opéré, pour une hernie inguinale, dans ces dernières conditions, par persuasion, à l'état de veille ; c'est à peine si, pendant toute la durée de l'opération, il s'est préoccupé de ce qui se passait du côté de son ventre.

En général, surtout si l'on doit opérer sous l'influence de la suggestion hypnotique, il sera bon de soumettre le malade à un certain nombre de séances préliminaires, de façon à produire un entraînement et à obtenir le degré le plus avancé possible de l'hypnose.

Voici un relevé de quelques opérations faites à l'aide de l'insensibilité hypnotique. Elles ont été rappelées, pour la plupart, par le Dr *Charpignon* dans la *Gazette des Hôpitaux*, et je les emprunte à l'ouvrage du Dr *Bernheïm*.

En 1829, ablation d'un sein par Jules Cloquet ; en 1845 amputation d'une jambe sans douleur et en 1847, extirpation d'une glande, également sans douleur, par le Dr Loysel, de Cherbourg ; en 1845, amputation de deux cuisses par les Drs Fanton et Toswel, de Londres ; en 1845, amputation d'un bras par le Dr Joly, à Londres ; en 1847, enlèvement d'une tumeur de la mâchoire par le Docteur Ribaud à Poitiers ; en 1848, incision d'un abcès à l'anus par Broca et Follin (observation présentée à l'Académie des Sciences) ; en 1859, le Dr Guérineau, de Poitiers, annonça à l'Académie de médecine avoir amputé une cuisse pendant l'anesthésie hypnotique.

Je pourrais en citer d'autres : mais, en définitive, les exemples d'opération sans douleur à l'aide de la suggestion sont assez rares ; cela vient de ce que le chloroforme et l'éther produisent une insensibilité certaine (anesthésie), qu'ils sont d'un emploi facile et que les contre-indications sont peu nombreuses.

L'emploi de la suggestion sera plus fréquent pour le traitement des suites opératoires, alors qu'il faudra faire des massages ou exécuter des mouvements douloureux, pour rétablir la fonction normale, lorsque la lésion du début aura été guérie.

Avant de passer aux maladies du second groupe, je dirai quelques mots d'un état physiologique qui s'accompagne souvent de malaises et même d'accidents : je veux parler de la grossesse chez la femme.

La suggestion agit très bien contre les symptômes morbides ou simplement désagréables de la grossesse et, entr'autres, sur les vomissements, pourvu, toujours, que la personne soit suggestible, ce dont il est facile de s'assurer par les procédés déjà indiqués.

En 1901, j'ai été consulté pour une jeune femme, primipare, qui, enceinte de trois à quatre mois, ne pouvait garder aucune nourriture et dépérissait à vue d'œil : toutes les médications étaient restées sans effet. La personne s'étant trouvée très suggestible, il suffit d'une seule séance de suggestion hypnotique pour arrêter les vomissements, ramener l'appétit, l'embonpoint et la gaieté.

La suggestion peut débarrasser la femme en situation intéressante des fatigues qu'elle ressent, de ses névralgies et douleurs diverses ; et si on a pu procéder à un certain entraînement quelques jours à l'avance, l'accouchement devient plus facile ; pendant le travail, les contractions se produisent sans douleur, sous l'influence de la suggestion.

L'état hypnotique n'a pas d'influence sur l'énergie et la fréquence des contractions ; il ne les empêche pas, il les régularise et diminue ou supprime la douleur selon le degré de suggestibilité. Il n'a aucune action sur l'enfant.

Le premier accouchement sans douleur, dans l'état hypnotique, est dû au professeur Dumontpallier en 1886.

Des cas analogues nombreux ont été signalés depuis.

Nous comprendrons, dans le second groupe des maladies, toutes celles dont le traitement est essentiellement du ressort de la médecine proprement dite.

Quelques développements sont nécessaires.

Dans tout état morbide, il y a à considérer deux éléments essentiels bien distincts : la lésion organique et la lésion fonctionnelle ; ou encore la lésion principale et les lésions accessoires : ou enfin, le signe ou symptôme fondamental et les signes ou symptômes secondaires.

Au milieu des troubles nombreux qui peuvent se combiner d'une foule de manières différentes, le médecin doit savoir reconnaître la cause première et son effet prédominant, en négligeant momentanément les effets consécutifs qui, à leur tour, deviennent cause pour produire des effets nouveaux.

C'est ce qu'on appelle établir le diagnostic.

Toute la science, toute l'attention, toute l'expérience du praticien doivent se porter et se concentrer vers ce but : *faire un bon diagnostic ;* car, cela lui permettra, comme conséquence, d'instituer le meilleur traitement possible et de donner, sur la terminaison probable ou *pronostic* un jugement précis.

Dans le même ordre d'idées, il faut, dans tout organe, dans tout appareil, dans toute région, considérer : 1° la partie physique, la constitution anatomique, la structure ; 2° le rôle fonctionnel, la fonction à remplir, le travail à exécuter.

Il y a solidarité entre ces deux ordres d'éléments.

Si la structure de l'organe, sa forme, son état normal ou habituel viennent à se modifier sous l'action d'une cause quelconque, la fonction s'exécutera différemment, s'accomplira mal et pourra même se supprimer complètement.

Et inversement, si des changements surviennent dans le mode d'exécution de la fonction, il se produira des modifications consécutives dans le jeu de l'organe, dans sa structure, dans sa forme ou dans son volume.

Exemple : à l'état normal et régulier, le ventricule gauche du cœur fonctionne à la façon d'une pompe aspirante et foulante. Puisant le sang artériel dans l'oreillette gauche qui le reçoit elle-même du poumon, il le chasse dans l'artère aorte qui l'enverra partout. Or il existe à la naissance de l'artère une soupape (valvules sigmoïdes) qui empêche le sang de refluer de l'artère vers le ventricule quand celui-ci, ayant terminé sa contraction, s'ouvre de nouveau pour recevoir le sang qui vient de l'oreillette.

Si la soupape ferme mal, ce qui constitue l'insuffisance aortique, le sang peut revenir en arrière de l'aorte vers le ventricule.

Si la soupape ne s'ouvre pas en entier, ce qui constitue le rétrécissement aortique, le sang sort difficilement du ventricule.

Dans les deux cas, le ventricule est sollicité à se dilater et à s'agrandir pour contenir une plus grande quantité de sang ; en outre, il est obligé de faire un effort plus considérable pour surmonter l'obstacle constitué par la lésion valvulaire, c'est-à-dire par la soupape qui ne fonctionne pas régulièrement.

Or, tout muscle qui travaille se développe ; d'où hypertrophie, c'est-à-dire accroissement d'épaisseur et de volume pour provoquer la compensation et rétablir l'équilibre.

Ainsi donc, la lésion de la soupape occasionne un désordre dans l'accomplissement de la fonction ; ceci, à son tour, devient cause et le cœur tout entier se modifie, de proche en proche, dans sa forme, dans son volume, dans son énergie.

Autre exemple : supposons une fracture de l'os du bras.

Le membre ne pouvant plus remplir sa fonction, ses muscles ne travaillent plus, se rapetissent et un amaigrissement en résulte. Quand la fracture est guérie et que la soudure osseuse est devenue solide, le bras peut reprendre sa fonction ; si donc on imprime des mouvements au membre les muscles se développent à nouveau, le volume et la force se reproduisent.

Les diverses professions nous montrent des exemples sans nombre de modifications physiques correspondant à la diversité des fonctions et des travaux habituels ; l'ensemble de l'organisme prend des habitudes, des gestes, une allure qui permettent souvent de reconnaître, à la vue d'une personne, quelles sont ses occupations et son genre de vie.

Ainsi les comédiens sont généralement reconnaissables ; les anciens militaires également.

Les chagrins, les grandes joies, les émotions peuvent provoquer des palpitations, des troubles urinaires, des désordres dyspeptiques, bilieux, intestinaux ; ces accidents, passagers d'abord, peuvent, si la cause qui les a provoqués se répète souvent, devenir définitifs et entraîner des lésions organiques de plus en plus graves.

Et ainsi pourra s'établir un état morbide d'origine psychique que l'on aurait tort de vouloir attribuer à une intoxication microbienne.

Il sera donc nécessaire et profitable, dans tout diagnostic, de bien établir : d'une part la lésion physique, d'autre part la lésion fonctionnelle ; et quand ce sera possible, de déterminer si la maladie a débuté par une modification physique de la région ou par un trouble dans l'exécution de la fonction.

La suggestion a toujours une influence directe sur la lésion fonctionnelle : elle a une influence indirecte sur les troubles accessoires qui l'accompagnent et sur les lésions physiques ou organiques. En agissant sur la fonction et en ordonnant l'intégrité de celle-ci, elle provoquera une modification de la lésion physique et pourra lui imprimer une impulsion vers la guérison. En agissant sur la fonction et en suggérant son retour à l'état normal, la suggestion poussera l'organe malade à reprendre son état naturel et physiologique, pourvu que les désordres matériels ne soient dejà irréparables.

« Il vous semblera peut-être surprenant, dit le professeur Desplats, de Lille, de voir entreprendre le traitement des lésions organiques par des moyens purement suggestifs ; cependant, vous verrez, en y réfléchissant, que rien n'est plus rationnel. A quoi se borne l'action thérapeutique dans les maladies contre lesquelles nous ne possédons pas de traitement spécifique ? à combattre quelques symptômes et à rétablir l'harmonie fonctionnelle compromise, et c'est par ce fonctionnement harmonique de tous les organes que la guérison est réalisée. La douleur, l'insomnie, l'excitation nerveuse ou l'atonie, les troubles circulatoires, digestifs ou urinaires, sont combattus par des moyens appropriés, et puis, à la nature est laissé le soin de la guérison. On fait tout cela lorsqu'on a recours à l'hypnotisme puisqu'on délivre le sujet hypnotisé de tous les symptômes pénibles, qu'on rétablit, mieux que par un autre moyen, le fonctionnement harmonique des organes et qu'on modère ou supprime l'action offensante du milieu.

« L'hypnotisme, judicieusement employé, peut donc être utilisé non seulement pour faire disparaître d'une manière plus ou moins brusque des accidents nerveux, mais aussi *comme mode de traitement de toutes les maladies* ; il peut être tour à tour, pour les sujets sensibles, l'hypnotique qui endort, le sédatif qui calme, le laxatif qui purge, le tonique qui fortifie, etc...

« Il est surtout le seul agent capable de rétablir l'harmonie fonctionnelle détruite ou pervertie ».

B. — De quelques maladies en particulier

Maladies du cœur. — Le cœur est l'organe principal de la circulation du sang ; de son intégrité dépend la santé générale. Quand il fonctionne mal tous les organes s'en ressentent : la respiration est gênée, il peut y avoir de l'angoisse, des palpitations, des douleurs variées ; des stases sanguines peuvent se produire dans le foie, dans les reins, dans les poumons ; il peut y avoir des œdèmes ou enflures dans les membres, de l'anémie cérébrale, etc.

Les nerfs du cœur proviennent à la fois du système nerveux cérébro-spinal et du système nerveux du grand sympathique.

Toute action se passant dans le cerveau ou dans la moelle doit donc agir sur le cœur ; et de même toute modification, anormale ou physiologique qui se produira dans les organes qui dépendent du grand sympathique, aura un retentissement sur le cœur.

Il est donc permis de croire, théoriquement, que la suggestion doit avoir une influence sur son fonctionnement.

L'observation et l'expérience viennent confirmer cette assertion : cela résulte des travaux de MM. Tamburini, Sepilli, Paul Richer, Magnin, Beaunis et Burot, etc.

Dans l'impossibilité de tout citer, de tout rapporter, voici quelques résultats simples et pourtant concluants.

M. Beaunis (de Nancy) a étudié et opéré sur le pouls à l'aide de l'appareil enregistreur (sphygmographe) de M. Marey.

Voici les chiffres de deux observations :

1° pulsations par minute, avant la suggestion : 96
id. suggestion de ralentissement : 92
2° pulsations par minute avant la suggestion : 102
id. après suggestion d'accéleration : 115

La vérification de ces résultats est facile et peut être faite par tout le monde, sur un sujet hypnotisé, en s'aidant d'une montre à secondes pour compter les pulsations.

La *Revue de l'Hypnotisme* de juillet 1902, reproduit deux séries d'expériences faites par le Dr Bérillon Je ne les donnerai pas avec tous leurs détails, je me contenterai de résumer ce qui se rapporte seulement aux nombres des pulsations.

Dans le premier cas, il s'agit d'une demoiselle de vingt-trois ans dont le cœur est *sain*. La personne étant hypnotisée et le pouls marquant 78 pulsations, on suggère que le pouls se ralentit ; une minute après il n'y a plus que 66 pulsations.

On fait ensuite une suggestion d'accélération et, deux minutes après, le nombre des pulsations s'élève à 102.

Dans le second cas, il s'agit d'une personne de 17 ans atteinte de tachycardie (accélération anormale des battements du cœur, palpitations).

Voici les résultats d'une expérience :

Avant la suggestion : nombre de pulsations : 139 ; suggestion de ralentissement : 114.

Suggestion analogue après cinq minutes : 107 ; autre suggestion de ralentissement : 84.

Au réveil, le pouls remonte à 104 et s'y maintient pendant plusieurs heures après lesquelles la tachycardie a reparu.

La guérison définitive a été obtenue après un

certain nombre de séances (nombre qui n'est pas indiqué).

Ces expériences, que l'on peut vérifier et répéter facilement et sans danger, démontrent clairement que l'on peut, par la suggestion, ralentir ou accélérer les mouvements du cœur et par conséquent provoquer des modifications dans la tension artérielle, dans l'état des vaso-moteurs et ainsi exercer une influence sur la nutrition générale.

Je ne prétends pas qu'on pourra arriver à la guérison des lésions valvulaires ni de l'hypertrophie ni de la dilatation ; mais on pourra pousser vers la compensation; on pourra calmer l'angoisse, les palpitations, régulariser les battements et enfin établir une harmonie fonctionnelle.

Par l'intermédiaire du cœur et de la circulation nous aurons aussi une action indirecte sur des organes éloignés tels que le foie ou les reins ; nous pourrons combattre une congestion, adoucir ou calmer les douleurs de coliques hépatiques ou néphrétiques, augmenter la sécrétion des urines, influencer et faire disparaître des œdèmes, des hydropisies, occasionnés par des désordres fonctionnels survenus dans ces organes.

Maladies de l'estomac. — Des expériences toutes récentes viennent de révolutionner la physiologie de l'estomac et de renverser les idées que, de temps immémorial, les savants considéraient comme étant d'une exactitude absolue.

Ce revirement est tout en faveur de la suggestion.

On avait admis, jusqu'à présent, que l'estomac entrait en action dès que les aliments se trouvaient dans la bouche en période de mastication et qu'immédiatement il sécrétait le suc gastrique destiné à la digestion ; que, d'ailleurs, cette sécrétion augmentait à mesure que l'estomac se remplissait et de là étaient nés les procédés de gavage de l'estomac et de l'alimentation forcée chez les malades trop affaiblis.

Il paraît que tout cela est complètement faux.

On pourra s'en convaincre en lisant, dans la *Revue* du 15 août 1902, un travail du Dr Romme, résumé des expériences faites par le professeur russe Pawlow.

Il résulte de ces expériences que la production du suc gastrique est complètement sous la dépendance du cerveau ; c'est l'idée du repas que l'on va faire, c'est la pensée de la satisfaction que l'on attend et que l'on va éprouver qui provoquent la fabrication des liquides de l'estomac nécessaires pour une digestion bonne et facile, et en rapport avec les aliments à transformer.

Le Professeur Pawlow opère sur des chiens. On supprime la communication entre la bouche et l'estomac en sectionnant l'œsophage dont on fait ressortir le bout supérieur par le cou ; de cette manière tout ce que l'animal mange ou boit tombe par terre dès qu'il a avalé ; une ou deux ouvertures (fistules) pratiquées au niveau de l'estomac permettent d'observer et d'étudier ce qui se passe dans son intérieur.

Eh bien ! on a beau exciter la bouche par un corps inerte, même par de la teinture d'iode ou de l'acide chlorhydrique qui provoquent une salivation abondante : on a beau donner à l'animal à manger des aliments qu'il *n'aime* pas ; on a beau introduire directement, par les fistules, les aliments dans l'estomac lui-même, le suc gastrique ne se produit pas.

Si, au contraire, on donne au chien des mets dont il est friand, de la viande crue par exemple, le suc gastrique coule en abondance.

Mais ce qu'il y a de plus extraordinaire, c'est que si l'on présente à l'animal l'aliment dont il est gourmand, de manière à bien exciter son envie et sa convoitise sans pourtant le laisser manger, la production du suc gastrique se fait et se fait à tel point qu'on a pu, en une heure, en recueillir un litre et demi par la fistule.

Ainsi, la seule *représentation mentale* d'un repas *fictif*, en surexcitant le désir, est suffisante pour amener un travail intense de l'estomac.

Et on ne peut douter qu'il en soit ainsi, parce que si l'on interrompt la communication de l'estomac avec le cerveau, en coupant les nerfs qui en proviennent, les ordres du cerveau n'arrivent plus à l'estomac et celui-ci ne fonctionne plus ; dans aucun cas il n'y a plus sécrétion de suc gastrique.

Ces expériences ne peuvent pas être plus concluantes ni plus démonstratives. Elles prouvent que pour exciter l'estomac, en vue d'une prompte digestion, il faut le désir des aliments, le plaisir de manger, l'excitation des sens et de l'imagination.

Que la table soit bien servie, qu'elle soit disposée avec art et élégance, que les plats soient bien présentés, et l'appétit se développera et l'estomac fonctionnera bien ; et l'on peut ainsi comprendre la réalité et la véracité de ce vieux proverbe : L'appétit vient en mangeant.

Manger sans appétit c'est s'exposer à une indigestion.

Il en résulte que, chez un malade, il convient, presque toujours, d'obéir à son instinct et de lui permettre d'ingérer ce qui lui fait plaisir : ce qui plaît à l'œil, à l'odorat et à la bouche plaît aussi à l'estomac.

La bonne odeur d'un plat, d'un liquide, d'un aliment quelconque, l'agrément que sa vue procure, la sensation gustative agréable qu'il détermine se répercutent jusqu'au cerveau et, à son tour, celui-ci fait agir l'estomac pour préparer la digestion et l'absorption.

Ce qu'il y a aussi de très remarquable, c'est que, pendant le travail de la digestion, les glandes de l'estomac adaptent les sucs qu'elles fournissent à la nature et à la qualité des aliments et elles donnent exactement les quantités nécessaires et suffisantes ; la composition des sucs et leur qualité est en rapport avec l'aliment qui se trouve dans l'estomac et varie pour chaque aliment en particulier.

Il semble qu'une intelligence spéciale préside à toutes ces opérations; l'intervention du cerveau est donc prédominante.

D'où il résulte que le phénomène de la digestion doit être considéré comme étant un phénomène d'ordre psychique autant que mécanique ou chimique.

Il est donc sous la dépendance de la suggestion.

La suggestion, surtout si l'hypnose peut être utilisée et obtenue, développera l'appétit, la facilité de la digestion et le bon fonctionnement de l'estomac. On pourra donc traiter par la suggestion, la majeure partie des maladies de l'estomac et, en particulier, les dyspepsies, les névroses, la dilatation, calmer les douleurs de la gastralgie et du cancer.

Les divers apéritifs, absinthes, vermouths, amers, quinquinas, excitent l'appétit par autosuggestion, par la pensée du plaisir que l'on éprouve en les absorbant.

Quand on a faim on a généralement appétit parce que la faim est une sensation dépendant du cerveau et qu'elle indique un besoin de combustible, d'entretien et de réparation de la machine humaine.

La suggestion peut, par l'intermédiaire du

cerveau, accroître le sentiment de la faim chez les dyspeptiques et chez les malades qui ne veulent pas manger.

La dyspepsie est fréquente chez les hommes d'affaires, les commerçants, les financiers, etc., parce que, préoccupés de leurs intérêts et de leurs travaux, il se mettent à table sans envie sans désir, parce que c'est l'heure du repas, qu'il faut manger ; et on mange sans appétit, en se forçant, la digestion est lourde et se fait mal, au bout de quelque temps l'estomac prend l'habitude d'un mauvais fonctionnement.

Après les expériences du professeur Pawlow on peut dire que la gourmandise, réputée péché capital, est peut-être une qualité nécessaire, doit être recherchée et excitée.

Le médicament par excellence des maladies de l'estomac sera : une table attirante où la qualité et la variété des mets donnent envie de manger ; la gaieté, le nombre et la sympathie des convives constituent aussi des éléments favorables. La suggestion, sous toutes ses formes, sera donc employée avec succès.

Il existe, en outre, une corrélation étroite entre le fonctionnement de l'estomac et certains troubles mentaux tels que hypochondrie, angoisses, terreurs, cauchemars, vertiges, perte momentanée de la mémoire et de l'attention, etc. Ces troubles sont souvent attribués à des causes diverses alors que leur cause première doit être recherchée du côté des organes digestifs.

Il sera donc utile, dans toute maladie à symptômes nerveux, explicables ou non, de suggérer une bonne digestion et un appétit régulier.

Intestin.—Les mouvements de l'intestin viennent d'être étudiés à l'aide des rayons X par un médecin anglais, M. Cannon.

Il a démontré que les émotions telles que la peur, l'inquiétude, etc., ont pour effet d'arrêter complètement les mouvements de l'intestin grêle, tout comme ceux du gros intestin ; il est permis certainement de croire que les sensations ou les sentiments inverses, la joie, le plaisir, la sécurité doivent être favorables à ces mouvements. Du reste, la pratique journalière de la suggestion démontre son efficacité incontestable contre la diarrhée et surtout contre la constipation habituelle.

Maladies des poumons.— L'appareil de la respiration est lié intimement à celui de la circulation du sang.

Nous savons, en effet, que le cœur, agissant à la façon d'une pompe aspirante et foulante envoie dans les poumons le sang noir ou veineux qu'il a reçu de partout et qui a déjà servi : ce sang est transformé dans les poumons en sang rouge ou artériel au contact de l'air amené par la respiration et revient au cœur, purifié, pour être de nouveau distribué à toute l'économie.

Nous avons déjà vu que par la suggestion on

peut agir directement sur le cœur ; par l'intermédiaire du cœur nous agirons donc aussi sur les fonctions du poumon.

Mais on peut aussi exercer une action directe ; la volonté a une influence marquée sur la respiration et l'expérience démontre que, dans l'état hypnotique, le nombre des mouvements respiratoires peut être augmenté ou diminué par la suggestion ; il en est de même de leur force et de leur amplitude.

On conçoit donc que celle-ci puisse être employée dans les diverses maladies de la poitrine, soit seule, soit en même temps que les médicaments habituels.

Dans une congestion pulmonaire, dans une pneumonie, la suggestion sera généralement insuffisante, mais elle pourra calmer l'état nerveux, aider les moyens pharmaceutiques.

Il est une maladie qui, jusqu'à ce jour, a fait le désespoir de la science médicale, extrêmement répandue, et qui, en tout temps et en tout pays, fournit une mortalité énorme : la *tuberculose*.

Certainement la suggestion ne guérit pas et je ne crois pas qu'elle puisse guérir la maladie bien diagnostiquée et confirmée.

Mais le malade tuberculeux pourra être soulagé par la suggestion qui le fera dormir, calmera sa toux, lui enlèvera des névralgies douloureuses, pourra diminuer ou arrêter la diarrhée et les sueurs, lui donnera de l'appétit et facilitera sa digestion.

Avec la suggestion on pourra gagner du temps, entretenir les forces et retarder l'échéance fatale.

Hystérie. — Parmi les maladies d'ordre plus particulièrement nerveux, l'hystérie est celle qui, aux yeux du public et pour beaucoup de médecins, est la plus justiciable du traitement suggestif. Ce n'est pas tout à fait exact et les résultats que l'on obtient sont extrêmement variables : tantôt la guérison est rapide, instantanée, tenant du miracle ; tantôt il faut des semaines et des mois de traitement ; et on n'aboutit pas toujours, soit parce que l'entourage du malade est défavorable, soit parce que les malades eux-mêmes, manquant de confiance, sont obsédés par l'idée fixe que tout ce que l'on tente est inutile et qu'ils se font des auto-suggestions qui les rendent rebelles à la suggestion du médecin.

C'est dans cette maladie surtout que la suggestion hypnotique doit être préférée à la suggestion vigile et qu'il faudra développer, dès le début du traitement, la suggestibilité à son maximum et l'hypnose au degré le plus avancé possible.

Il faudra que le praticien use de tous les moyens en son pouvoir pour se rendre maître du malade aussi rapidement qu'il le pourra, soit en répétant les séances coup sur coup, soit en les prolongeant suffisamment.

L'hystérie n'est pas du tout la maladie que

l'on suppose vulgairement. Pour la majorité des personnes qui croient savoir, l'hystérie est caractérisée par une tendance irrésistible au rapprochement et aux actes sexuels. Cette croyance est erronée et bien souvent, au contraire, la frigidité est la règle.

L'hystérie présente des phénomènes nerveux tellement variables que, quelquefois, on peut attribuer à l'hystérie des symptômes ou des accidents qui ne lui appartiennent pas.

Il y a la grande hystérie caractérisée par des attaques violentes et la petite hystérie dans laquelle se produisent des malaises, des absences, des vertiges, des douleurs fugaces et variées, etc.

Dans les deux cas il peut y avoir des modifications du caractère, des troubles de la sensibilité, des paralysies ou des contractures, des désordres divers dans l'appareil digestif, l'appareil respiratoire, l'appareil génito-urinaire, les organes de la vue, de l'ouïe, etc.

A l'hystérie on rattache souvent des accidents ou des malaises fréquents tels que : sensation de boule à la gorge, sensation de strangulation, douleur fixe en un point limité du sommet du crâne, les vomissements, les migraines.

Tous ces symptômes morbides, hystériques ou hystériformes sont susceptibles d'être amendés ou guéris par le traitement suggestif. Ils constituent, le plus souvent, des troubles fonctionnels sans lésions bien appréciables ; aussi la suggestion, surtout si l'hypnotisme peut être utilisé, est d'une efficacité non douteuse sur la majeure partie des accidents.

Quant à la maladie fondamentale, elle disparaît rarement.

On se souviendra que l'hystérie est une maladie essentiellement héréditaire qu'il est possible de prévenir chez les prédisposés, en évitant les émotions de tout genre et le surmenage cérébral, en favorisant les exercices physiques et le développement corporel.

L'hystérie n'est pas une maladie spéciale à la femme ; elle est plus fréquente dans le sexe féminin, mais l'homme aussi y est sujet.

Neurasthénie. – La neurasthénie est une maladie caractérisée par un affaissement du moral et une excitabilité nerveuse exagérée. Elle peut présenter des troubles mentaux, perte de mémoire, des idées noires, de la tristesse, du découragement, des préoccupations trop vives pour l'avenir ou pour les affaires présentes ; les malades peuvent avoir des douleurs de tête, de l'insomnie, du vertige, des palpitations, une paresse de l'estomac ou de l'intestin, etc.

Elle comprend deux variétés principales : ou bien elle est accidentelle, provoquée par le surmenage intellectuel ou un travail manuel excessif, par des chagrins, par des émotions, et alors on obtient sous l'effet de la suggestion des guérisons remarquables. D'autres fois, elle est héréditaire et les causes apparentes n'ont fait que provoquer l'éclosion de la prédisposition naturelle ; dans ce cas, les malades sont généralement rebelles à toute suggestion malgré leur docilité, leur bonne volonté, le désir de se laisser endormir et de guérir.

Cependant, comme l'hérédité n'est pas toujours facile à établir, on devra, chez les suggestibles, utiliser la suggestion ; ne pas se décourager dès le début s'il n'y a pas de résultat ; recommander la persistance et la patience, la suggestion n'agissant parfois qu'à la longue et se développant de plus en plus par l'usage continu et régulier.

L'entourage du malade devra lui donner confiance et l'encourager à la persévérance.

L'action de la suggestion devra être combinée avec un traitement interne fortement tonique ; on lui adjoindra, quand ce sera possible, l'hydrothérapie, l'électrothérapie, le massage, etc.

Epilepsie. — Il est fort probable que l'épilepsie vraie n'est pas guérissable par la suggestion hypnotique. On arrive quelquefois à diminuer le nombre et la durée des attaques, mais il ne faut pas y compter. Néanmoins, chez les hypnotisables, on pourra combattre avec succès les symptômes accessoires et conserver au malade son appétit et sa gaieté.

Maladies diverses.— Les névralgies de tout

genre, les tics, la chorée, ne s'accompagnant pas de névrite ou de lésion organique, cèdent le plus souvent à la suggestion hypnotique.

On peut également faire disparaître la plupart des troubles fonctionnels de *l'ataxie locomotrice* et des autres maladies de la moëlle ; on peut empêcher parfois le mal de s'aggraver et, si les lésions ne sont pas trop avancées, on peut rendre la maladie stationnaire et la faire rétrograder.

M. *Auguste Voisin* a appliqué, dès 1880, la suggestion et l'hypnotisme aux *maladies mentales* et a pu obtenir quelques guérisons définitives.

Dans le *rhumatisme chronique*, lorsque les articulations ne sont pas encore déformées ni ankylosées, qu'elles ne jouent pas par la crainte, consciente ou non, de la douleur, la suggestion permet au malade l'exécution des mouvements en supprimant la douleur ; dès lors la fonction se rétablit et il y a tendance de plus en plus grande vers la guérison.

Le *torticolis*, maladie assez fréquente, presque toujours bénigne mais fort désagréable, est parfois redevable de la suggestion.

Le *Dr Jules Voisin* communiqua à la *Société d'Hypnologie*, le 17 juillet 1893, un cas de torticolis intermittent, très tenace, qui guérit complètement sous l'influence de la suggestion.

Au Congrès international de neurologie tenu en 1897 à Bruxelles, *Van Renverghem* a rapporté un cas de torticolis spasmodique auquel on avait appliqué successivement l'électricité, le massage, les bromures, le repos au lit, les douches sans aucun résultat. On fit ensuite l'élongation du nerf accessoire de Willis, on eut recours à un appareil orthopédique, toujours sans obtenir d'amélioration. Finalement, le traitement suggestif fut employé et couronné d'un plein succès.

Incontinence d'urine. — Cette maladie, si fréquente dans l'enfance et dans l'adolescence, plus commune qu'on ne croit dans l'âge mûr et dans la vieillesse, est, par excellence, une maladie psychique ; et, quand elle n'est pas due à des lésions bien constatées et irrémédiables, la suggestion lui est tout particulièrement applicable.

Les résultats généraux publiés jusque dans ces derniers temps, donnaient, pour 100 cas ; 50 guérisons, 40 améliorations, 10 insuccès.

Dans la *Revue de l'Hypnotisme* (octobre 1901 le Docteur Cullerre, directeur de l'Asile d'aliénés de la Roche-sur-Yon, fournit une statistique personnelle qui lui donne, pour une période de huit années :

Guérisons..........	78 pour 100
Améliorations.......	15.6 »
Insuccès............	6.4 »

Ces résultats sont donc encore plus probants.

Maladies de la peau. — Ce qui peut sembler

extraordinaire, c'est le succès de la suggestion dans certaines maladies de la peau.

Hamilton Osgood, de Boston, a guéri quatre cas d'eczéma par la suggestion. L'un de ces cas se rapporte à un jeune garçon de onze ans atteint, depuis l'âge de dix-huit mois, d'un eczéma rebelle à toutes les médications, s'accompagnant de démangeaisons insupportables, empêchant tout sommeil.

L'eczéma couvrait les avant-bras et l'abdomen au-dessous de l'ombilic ; il descendait le long des jambes jusqu'aux pieds.

Osgood endormit l'enfant et lui suggéra la disparition des démangeaisons, de l'insomnie et de l'éruption. Après quinze jours de séances journalières l'eczéma avait cédé et bientôt tous les symptômes se dissipèrent.

Un mois après la guérison, à la suite d'un coup, l'eczéma reparut sur les bras et fut de nouveau guéri par la suggestion hypnotique.

Et les verrues ! cette petite infirmité si tenace et si désagréable ! on leur a, parfois, dans le public et en médecine, attribué un caractère contagieux ; et on n'a pas toujours eu tort ; car, bien souvent, la contagion existe mais elle reconnaît une origine purement psychique ; et alors les verrues peuvent guérir admirablement par la suggestion.

En 1902, le Dr Hœberlin a signalé avec détails à la Société d'hypnologie, un cas remarquable guéri en quatre séances faites à une semaine d'intervalle.

Mon expérience personnelle porte sur deux cas seulement : l'un, très léger, cinq ou six verrues de faible dimension à chacune des deux mains, fut guéri en quatre ou cinq jours après une suggestion de quelques minutes à l'état de somnolence chez une jeune fillette de douze ans.

L'autre cas, fort sérieux, consistait en une confluence extrêmement serrée de verrues de toutes dimensions occupant la face dorsale des deux mains, depuis le poignet jusqu'au bout des doigts ; on peut bien dire que le nombre en était incalculable ; il y avait, en outre, des verrues, huit ou dix, sur le visage et quelques autres disséminées en diverses régions du corps La malade était une jeune fille de dix-huit ans, très suggestible, et le début de la maladie remontait à plusieurs années ; tous les traitements employés étaient restés sans résultat.

Le traitement suggestif consista en une séance de trois quarts d'heure environ pendant cinq jours consécutifs et le degré d'hypnose obtenu était le quatrième de la classification du Dr Liébeault. Puis les séances furent espacées et bientôt n'eurent lieu que tous les huit ou dix jours.

Après deux mois il y avait amélioration manifeste , mais la malade ayant été obligée de s'absenter, cessa de suivre le traitement. Deux mois après, c'est-à-dire quatre mois après le début du traitement, il n'y avait plus trace de rien, la suggestion avait continué son œuvre sans avoir besoin d'être renouvelée.

Varia.— Il m'est arrivé d'utiliser la suggestion avec succès dans un état léger d'hypnotisme, chez plusieurs dames qui, devant chanter dans un concert public, manquaient de confiance, avaient le *trac*, craignant d'être intimidées ou d'avoir trop d'émotion devant une assistance nombreuse. La suggestion a supprimé toute appréhension et la réussite a été parfaite.

On n'en finirait pas si on voulait s'arrêter à toutes les maladies, à tous les cas particuliers qui ont été soumis avec plus ou moins de succès au traitement suggestif.

J'ai pu, en diverses circonstances, faire disparaître immédiatement et sans retour, par l'hypnotisme et par la suggestion, des symptômes nerveux paraissant fort graves et dont la cessation a provoqué une détente favorable, suivie très rapidement de la guérison complète de la maladie générale.

Chez les femmes, les retards, les pertes rouges et blanches, les irrégularités et les douleurs menstruelles, les désordres utérins quelconques sont amendés ou guéris par la suggestion.

J'ai eu plusieurs fois l'occasion d'appliquer le même traitement au mal de mer et à divers malaises que certaines personnes éprouvent à terre, en tramway, en omnibus, en chemin de fer. Les résultats sont très encourageants et quelques succès absolument indéniables. Aussi peut-on affirmer que, toutes les fois qu'une personne sera suffisamment suggestible et hypnotisable, on pourra la rendre réfractaire au mal de mer et aux troubles de la locomotion.

En résumé, la suggestion, soit à l'état d'hypnose soit à l'état de veille, peut être mise en jeu dans n'importe quelle circonstance de la vie. Selon les cas, elle peut être utilisée comme méthode principale, ou comme méthode adjuvante.

Elle peut être employée dans toutes les maladies aiguës, à marche rapide et à cycle défini, presque toujours dans les maladies de longue durée, chroniques ou même incurables.

Son emploi judicieux ne présente aucun danger et on peut en retirer de grands avantages ; son action curative est irréfutable et ne saurait plus être mise en doute.

Chez les malades très suggestibles, hypnotisables d'emblée, certains effets de la suggestion sinon tous, sont immédiats ; ou bien ils se manifestent très rapidement, à une époque très rapprochée, surtout si les séances se répètent tous les jours ou très fréquemment.

Il n'en est pas de même chez les malades peu suggestibles, chez ceux qui ne présentent aucun signe d'hypnose ou qui en ont de trop légers ; les manifestations sont tardives.

Il peut même arriver que les effets suggestifs ne se dévoilent pas tout d'abord et au bout de huit ou de dix séances, on ne semble pas plus avancé qu'au début et on ne constate aucun progrès ; le médecin se décourage et le malade, perdant confiance, renonce au traitement suggestif.

Même dans ces cas rebelles, il faut bien se garder de conclure que la suggestion est demeurée inefficace. Car l'expérience démontre que parfois la suggestion a une influence lente qui se manifeste à une époque plus ou moins éloignée pourvu que le malade, même sceptique ou récalcitrant, ait bien voulu se soumettre avec abandon, sinon avec confiance, à l'action de l'opérateur, pendant un certain nombre de séances. Le nombre nécessaire de ces séances ne saurait être préjugé à l'avance ; mais plus il sera grand, plus les résultats seront probables.

En novembre 1900, une dame âgée, souffrant depuis longtemps de dyspepsie et d'une dilatation d'estomac bien diagnostiquée par plusieurs médecins distingués dont la compétence ne pouvait pas être mise en doute, est venue, contrairement à sa volonté, sans aucune confiance, mais pour faire plaisir à son mari et à ses enfants, essayer de la suggestion.

Depuis près de quatre mois elle dépérissait de plus en plus, ayant un dégoût absolu pour toute nourriture et après avoir essayé sans succès toutes sortes de médications.

Elle ne fut pas trouvée hypnotisable et la suggestibilité paraissait presque nulle ; huit séances pendant huit jours consécutifs, de près d'une heure chacune, de suggestion à l'état de veille, les yeux clos, n'amenèrent pas de résultats appréciables et le traitement fut abandonné.

Mais une dizaine de jours après, la malade, brusquement, sans raison connue, se mit à manger de tout, et comme tout le monde ; elle n'en fut pas incommodée ; elle continua les jours suivants, les digestions se firent régulièrement et la santé ne tarda pas à se rétablir.

L'entourage de la malade et la malade elle-même sont persuadés que la suggestion a produit ce miracle.

Dans quelques cas, rares heureusement, on a constaté que le premier effet de la suggestion, en accumulant l'attention sur le phénomène morbide, était d'augmenter la fréquence des accidents ; ce n'est, souvent, qu'après plusieurs séances que le résultat cherché est obtenu.

Il est bon de connaître ces particularités afin de rassurer les malades et de les mettre en garde contre le découragement qui en résulte et qui pourrait les entraîner à mettre en suspicion la suggestion hypnotique et à en redouter l'emploi.

Quand on aura à traiter un malade intelligent, capable d'attention et de volonté, suggestible ou non, hypnotisable ou non, on pourra conseiller, en plus de la suggestion ordinaire, l'usage de l'auto-suggestion personnelle.

On agira de même chez les malades que leurs occupations ou l'éloignement de leur domicile empêchent de suivre un traitement suggestif régulier.

L'emploi de la suggestion n'exclut pas le traitement médical et pharmaceutique commandé par le diagnostic : dans tous les cas, la suggestion pourra augmenter l'action de ce traitement.

Et inversement, lorsqu'une médication ne paraîtra pas nécessaire, si même on est certain qu'elle sera inutile ou illusoire, il pourra être avantageux, néanmoins, de prescrire une ordonnance quelconque, anodine ; l'exécution régulière de cette prescription médicamenteuse viendra, à son tour, en aide à la suggestion qui, indirectement, se trouvera ainsi remémorée, rappelée au souvenir du sujet.

SUGGESTION ET HYPNOTISME CHEZ LES ENFANTS.

C'est principalement chez les enfants que la suggestion peut trouver ses applications les plus importantes. Chez eux, la suggestibilité est la règle et, pourvu qu'on ait un peu d'habitude, on arrive à les suggestionner et à les hypnotiser presque tous, plus ou moins profondément, à partir de l'âge de six ou sept ans.

Et ce n'est pas seulement au point de vue médical, en cas de maladie, que la méthode peut être utilisée ; elle peut aussi et doit être employée, chaque fois que l'on voudra corriger un défaut, une habitude vicieuse, des penchants mauvais, des instincts dépravés.

On pourra ainsi exercer une influence favorable sur la paresse, la timidité, l'indocilité, la peur, les terreurs nocturnes, etc.

Les docteurs Liébeault, Bernheïm, Bérillon et beaucoup d'autres sont absolument partisans de l'emploi de la suggestion dans l'éducation pédagogique.

C'est au Dr Liébeault que sont dus, sans conteste, les premiers essais faits dans cette voie. Mais, c'est surtout au Dr Bérillon que l'on doit d'avoir recommandé et vulgarisé la suggestion hypnotique chez l'enfant, d'en avoir signalé et montré les nombreuses applications, d'en avoir généralisé l'usage à toutes sortes de cas.

On ne doit pas, bien entendu, exagérer l'importance de la suggestion, en faire une panacée et l'employer, sans rime ni raison, en toute circonstance et chez tous les sujets. Il faut, autant que possible, la réserver pour les cas où les moyens d'action et de traitement habituels sont inutiles ou insuffisants. Mais, quand l'occasion se présente, bien formelle, il ne faut pas hésiter à y avoir recours.

C'est surtout quand il s'agit d'un enfant que le médecin doit veiller à ce que l'entourage soit favorable. Il devra s'assurer que l'enfant n'est pas exposé à des influences familiales ou étrangères qui, par des suggestions, inconscientes mais constamment répétées, sans qu'on s'en doute parfois, entretiennent sa maladie, ses défauts ou ses penchants.

Ce n'est pas sur l'enfant seul que l'action devra porter ; il faudra souvent faire des recommandations spéciales aux parents et aux amis, les mettre en garde contre leurs paroles, les conseiller pour la ligne de conduite à suivre, leur faire comprendre que le médecin peut être impuissant quand il n'est pas aidé et soutenu par les parents et par les diverses personnes en contact habituel avec le petit malade.

Dans beaucoup de familles, le médecin est représenté à l'enfant comme une sorte de Croquemitaine dont on le menace. C'est une habitude déplorable contre laquelle on ne saurait trop s'élever. Il faut que l'enfant ait confiance dans le médecin, qu'il le tienne pour un ami, qu'il ait la conviction que celui-ci ne peut lui faire que du bien, ne peut lui vouloir de mal, qu'il le soulagera et le guérira. Le médecin, de son côté, s'efforcera de gagner les bonnes grâces de son malade, de vaincre ses sentiments d'effroi, de surprise ou de répugnance.

C'est lorsque ce résultat sera acquis, que l'enfant se livrera avec abandon, qu'on pourra instituer le traitement suggestif ; ce traitement sera d'autant plus efficace que le sujet s'y prêtera avec plus de bonne volonté.

Comme les enfants sont généralement très suggestibles, on peut, pour l'hypnotisation, employer immédiatement la méthode par suggestion du professeur Bernheïm.

Si on ne veut pas débuter de cette manière, le procédé le mieux approprié me paraît consister dans l'occlusion des yeux avec application simultanée et prolongée d'une main dans le dos entre les deux omoplates, près de la nuque ou au creux occipital et on commence immédiatement la suggestion curative.

Ou bien encore, vous prenez la tête de l'enfant entre vos deux mains ; avec l'une vous comprimez les bosses frontales et en même temps vous pratiquez l'abaissement des paupières et exercez une pression légère sur les globes oculaires ; l'autre est mise tout d'abord sur le creux occipital ou dans le haut du dos et maintenue à cette place pendant quelques instants ; agissez sur l'imagination de l'enfant à l'aide de quelques passes sur les yeux et au devant du visage ; faites-en quelques-unes en arrière en frottant légèrement sur la nuque et entre les omoplates. Puis, prenant la tête entre vos deux mains, l'une au front, l'autre à l'occiput, portez-la tout doucement et plusieurs fois d'avant en arrière et d'arrière en avant. Si l'enfant est bien suggestible vous constaterez que le corps tout entier obéit au même mouvement que la tête et subit un balancement général ; dès lors, si vous le voulez, vous pouvez faire asseoir ou coucher le sujet pour lui appliquer la suggestion curative et éviter qu'il ne se fatigue.

(Par ce mouvement de va et vient vous avez obéi à la règle déjà posée pour la production et le développement d'un état hypnotique, c'est-à-dire que le sujet a été soumis à une sensation simple, unique, unimode, continue).

On peut encore débuter par l'application des deux mains aux omoplates et par des frictions dorsales *, ou encore par la fixation d'un objet ou d'un doigt.

En même temps que les manœuvres physiques et dès le commencement, vous faites de la suggestion vocale ; rassurez l'enfant, encouragez-le, et invitez-le à ne pas résister, à se laisser aller complètement, à fond, à se bien abandonner, comme s'il était dans son lit et qu'il voulût dormir.

Si l'enfant est un peu grand, s'il comprend bien, dites-lui que le sommeil n'est pas indispensable, et qu'il guérira quand même il ne dormirait pas. Vous combattrez ainsi la suggestion qui lui aura probablement été faite par ses parents : c'est que le médecin va le faire dormir ; et l'enfant serait surpris, après l'opération, de ne pas avoir dormi.

Quand on a affaire à un enfant suggestible, intelligent et de bonne volonté, on ne tarde pas à reconnaître que l'état d'hypnose s'établit et s'accroît très vite ; si on éloigne la main appliquée en arrière, il y a mouvement ; ou bien, on constate en soulevant un bras qu'il y a catalepsie suggestive plus ou moins prononcée, et on peut tenter de réaliser les diverses expériences simples se rapportant aux divers degrés de l'état hypnotique. Il peut arriver cependant que le bras soulevé retombe lourdement, tout d'une pièce, et que les expériences précitées ne soient pas possibles parce qu'on se trouve en présence d'un état somnambuloïde à variété léthargoïde ; ce qui, d'ailleurs, ne nuit en rien à la suggestibilité.

On pourra, dès le début, commencer la suggestion curative et exercer cette suggestion en même temps que la suggestion hypnotique.

Il sera bon, pendant presque toute la durée de la séance, de maintenir les yeux clos et légèrement pressés, la plupart des enfants se réveillant très facilement, excepté quand l'état hypnotique atteint un degré élevé ou qu'il y a réellement sommeil.

Ne pas oublier, avant le retour à l'état normal, de dire au malade et de lui affirmer que personne ne pourra agir sur lui comme on l'a fait soi-même, qu'il va se réveiller sans aucune surprise et sans aucun malaise et qu'il se trouvera très bien.

Pour terminer, voici les conclusions formulées par le Dr Bérillon, à la fin de son rapport au Congrès de l'Hypnotisme en 1889.

1° La suggestion employée rationnellement par des médecins expérimentés et compétents constitue un agent thérapeutique fréquemment susceptible d'être appliqué avec avantage en pédiatrie ;

2° Les affections dans lesquelles les indications de la suggestion ont été établies chez les enfants par des faits rigoureusement observés sont :

L'incontinence nocturne d'urine ;
L'incontinence nocturne des matières fécales ;
Les tics nerveux ;
Le bégaiement ;
Les terreurs nocturnes ;
La chorée rythmique ;
L'onanisme irrésistible ;
Le blépharospasme ;
Les attaques convulsives d'hystérie ;
Les troubles purement fonctionnels du système nerveux ;

3° La suggestion n'a pas, jusqu'à ce jour, donné de résultats appréciables dans le traitement de *l'idiotie*, du crétinisme, de la surdi-mutité.

4° La suggestion, envisagée au point de vue pédagogique, constitue un excellent auxiliaire dans l'éducation des enfants vicieux ou dégénérés ;

5° L'emploi de la suggestion doit être réservé pour le cas où les pédagogues avouent leur complète impuissance. Elle est surtout indiquée pour réagir contre les *instincts vicieux*, *les habitudes de mensonge*, *de cruauté*, *de vol*, *de paresse invétérée*, *de malpropreté*, *d'indocilité*, *de pusillanimité* ;

6° Le médecin sera seul juge de l'opportunité de l'application de la suggestion contre ces manifestations mentales qui sont sous la dépendance d'un véritable état pathologique, le plus *souvent héréditaire* et, en aucun cas, nous ne conseillons l'usage de la suggestion, en pédagogie, lorsque l'enfant sera susceptible d'être amendé par les procédés habituels d'éducation.

Après discussion, ces conclusions furent adoptées à l'unanimité.

Il nous est donc permis de faire usage, chez l'enfant, de la suggestion hypnotique toutes les fois qu'elle nous paraîtra indispensable. Nous ne l'emploierons pas quand nous pourrons réussir autrement, quoique les risques à courir soient absolument illusoires.

On ne devra s'en servir qu'avec le consentement des parents ; car les préjugés sont encore tout-puissants ; l'ignorance du public nous oblige à nous y conformer et à nous incliner devant eux. Si le malade ne semble pas hypnotisable ou se montre récalcitrant, si l'entourage est trop sceptique, on pourra conseiller la suggestion pendant le sommeil naturel faite par les parents eux-mêmes ; si le procédé ne réussit pas, il ne peut, certainement, présenter aucun danger.

ENFANTS A LA MAMELLE OU EN BAS AGE

Les enfants à la mamelle et les enfants en bas âge ne peuvent pas être influencés par les procédés ordinaires de l'hypnotisation et de la suggestion, procédés qui ont pour base la fixation de l'attention et la passivité volontaire de la pensée.

Il est cependant possible de développer chez eux une hypnotisation spéciale et de les suggestionner avec profit par l'intermédiaire du sens du tact, si ce n'est par la parole, par la vue ou par l'ouïe.

Chez l'enfant, dès la naissance ou peu de temps après, *l'instinct* ne tarde pas à se développer. J'appelle *instinct* cette propriété de l'organisme qui fait que toute excitation extérieure donne lieu à une impression ou une réaction internes.

Cette impression est favorable et utile à l'organisme quand l'excitation extérieure est agréable; la réaction interne peut être nuisible si l'excitation externe est désagréable.

C'est par le sens du tact que l'instinct se manifeste tout d'abord ; c'est le sens primordial : ce n'est que tardivement que les autres sens spéciaux entrent en jeu.

C'est donc par le toucher qu'on agira sur l'enfant : la méthode la plus simple sera la meilleure.

Utilisez le procédé de Puységur : une main étant placée sur le front, appliquez l'autre au niveau de l'estomac et maintenez le contact pendant un certain temps ; puis reportez les mains sur les régions malades, soit à la tête, soit au thorax, soit au ventre ou ailleurs et prolongez l'imposition.

L'instinct de l'enfant lui fera sentir qu'on s'occupe de lui, qu'on cherche à lui faire du bien et à le soulager ; son moral, si peu développé qu'il soit, se trouvera raffermi et satisfait et le retentissement sur son état physique ne pourra que lui être profitable ; la suggestion, consciente ou non, qui résultera du contact persistant, se traduira souvent par des effets sédatifs et bienfaisants, qui viendront en aide au traitement pharmaceutique et médical.

Il ne saurait y avoir d'effet nuisible, car l'expérience a démontré depuis lontemps que l'application douce et prolongée d'une main sur un organe douloureux n'est jamais désagréable.

Ce sont les parents, la mère principalement, qui pourront et devront se livrer à cette opération, en y ajoutant la suggestion vocale si l'enfant commence déjà à comprendre ; ils la renouvelleront plusieurs fois par jour, le plus souvent possible ; le médecin n'a pas le temps, surtout s'il a une clientèle nombreuse à visiter.

Laissez les incrédules crier à l'inutile et à l'absurde. Soit !

En tout cas, il n'y a certainement aucun danger, aucun risque à courir. Pourquoi donc ne pas essayer ?

Théoriquement, la méthode est rationnelle.

La nature n'a pas encore dit et ne dira jamais son dernier mot.

IX

QUELQUES OBSERVATIONS ET EXEMPLES

Obs. et ex. n° 1

Demoiselle T.., 20 ans, grande, élancée, maigre, anémique, ne mange presque rien.

Depuis dix mois, céphalalgie (maux de tête), douleurs d'oreilles, douleurs fortes dans les reins au moment des époques menstruelles, névralgies diverses; symptôme prédominant : toux nocturne, plus forte surtout entre onze heures du soir et deux heures du matin, empêchant le sommeil.

Le diagnostic de trois médecins qui se sont succédé auprès d'elle a été, le même pour chacun : *tuberculose* au début.

Tous les moyens de traitement ont été impuissants ; l'état général est mauvais et s'aggrave de jour en jour.

21 août 189... — Première consultation. Mon examen et les antécédents héréditaires ou personnels ne me permettent pas de confirmer le diagnostic ci-dessus qui demeure douteux.

Aux manœuvres dorsales, la malade semble très suggestible ; je la fais coucher sur un canapé et lui fais fixer l'extrémité de mon doigt médius accolé à l'index ; au bout de quelques minutes, ayant constaté des mouvements pupillaires de dilatation et de contraction, je pratique l'occlusion des yeux ; après avoir maintenu cette occlusion pendant quelques instants, j'essaie de soulever un bras en prenant le pouce et levant en l'air, tout en exerçant une légère traction dans le sens de la longueur ; je lâche : le membre reste dans la position et l'attitude provoquées : je le mets bien droit et je passe la main d'abord par dessous, puis par dessus, depuis l'épaule jusqu'au bout des doigts ; je sens qu'il y a une certaine raideur. Je risque la suggestion : « le bras est raide, très raide, il reste en l'air ; vous ne pouvez le baisser, vous ne pouvez pas le baisser ; essayez de le baisser, vous ne pouvez pas ». Le bras demeure en place.

« Essayez de le plier, vous ne pouvez pas ». Le bras ne bouge pas.

Aucun doute, il y a production d'un état hypnotique.

J'affirme ensuite que le bras n'est plus raide, qu'il peut être baissé et ployé ; et, prenant la main, j'exerce une faible flexion sur le coude d'abord, puis sur l'épaule et je repose le membre sur le corps.

Abandonnez-vous, encore plus, abandonnez-vous davantage, vous êtes en train de guérir, vous guérirez ; fermez les doigts ».

Je prends les deux poignets à la fois, je tire

sur les avant-bras, je les mets presque à angle droit avec les bras et j'imprime aux poignets un mouvement de rotation autour l'un de l'autre.

« Tournez, tournez vite, vous n'allez plus pouvoir vous arrêter ; tournez, vous ne pouvez plus vous arrêter, vous ne pouvez plus vous arrêter, essayez de vous arrêter, vous ne pouvez plus. »

Le mouvement de rotation persiste et ne s'arrête que lorsque, saisissant à nouveau les deux poignets, j'affirme que c'est fini.

Je m'en tiens là dans cette première séance. Je suis certain d'avoir affaire à un sujet très suggestible et très hypnotisable et d'être arrivé au troisième degré, au moins, de la classification du Dr Liébeault.

Il est fort probable que j'aurais pu aller plus loin : mais cela me suffit et je commence la suggestion curative.

« Vous n'avez plus de douleurs à la tête ni aux oreilles, nulle part, plus de douleurs nulle part, plus de névralgies, plus de toux : vous ne devez plus tousser, vous ne tousserez plus : vous aurez bon appétit, bonne digestion, vous dormirez bien la nuit ».

La suggestion est répétée plusieurs fois de suite, renouvelée après un petit silence, et cela pendant une demi-heure environ.

Je procède ensuite au réveil : « C'est fini vous pouvez ouvrir les yeux, vous pouvez vous remuer ; levez-vous sans fatigue et sans surprise vous êtes bien, vous vous sentez bien, c'est fini ». Tout en débitant cette suggestion je fais un peu de ventilation avec un livre, au devant des yeux et du visage. Le retour à l'état normal s'opère presque immédiatement. La malade sourit et semble toute contente.

Cette première séance a eu lieu le matin ; elle est reprise dans la soirée parce que la malade, habitant la campagne, veut s'en retourner le plus tôt possible et ne veut demeurer en ville que pendant quelques jours.

Deuxième séance identique à la première ou à peu près : manœuvres dorsales, fixation du doigt, occlusion des yeux, soulèvement du bras qui reste en l'air, pas d'autre essai. Suggestion curative comme le matin. Pas d'ordonnance pharmaceutique, ni le matin ni le soir, afin que les résultats obtenus ne puissent être attribués qu'à la suggestion.

22 août : La nuit a été bonne : il y a eu sommeil et pas de toux ; il reste un peu de douleur dans l'oreille gauche et un peu de névralgie faciale à gauche.

Je pratique immédiatement l'occlusion des yeux, je m'abstiens de tout essai hypnotique ; c'est inutile : l'état hypnotique s'établit seul par un travail d'association d'idées qui se fait dans l'esprit de la personne.

Je commence aussitôt la suggestion curative et je la continue avec intervalles de silence pendant une demi-heure, en plaçant de temps à autre deux doigts sur les globes oculaires et faisant quelques passes légères avec contact sur les paupières et sans contact devant le visage ; cela, pour maintenir l'hypnotisation qui pourrait peut-être s'affaiblir et disparaître seule.

Cette séance et toutes celles dont le détail va suivre, ont été faites vers les trois heures de l'après-midi.

23 août. La nuit a été excellente ; plus de maux d'oreilles, plus de douleurs de tête, plus de névralgie, plus de toux ; cependant la malade se plaint qu'une dent cariée lui fait mal.

Même mode opératoire que ci-dessus, mêmes suggestions et en outre suggestion qu'il n'y aura plus mal de dents.

Ordonnance : antipyrine en cachets de 0 gr 50 à prendre de demi-heure en demi-heure jusqu'à bien-être, si la douleur occasionnée par la dent cariée ne disparaît pas complètement.

24 août. La malade n'a pas eu besoin d'antipyrine, a bien mangé, bien dormi, n'a pas toussé, n'a souffert de rien.

Toujours les mêmes suggestions après simple occlusion des yeux.

Pour aider à la disparition de l'anémie j'ordonne des dragées de lactate de fer de Gelis et Conté à raison de trois par jour jusqu'à nouvel ordre.

26 août. Rien de nouveau.

28 août. Les deux journées et les deux nuits ont été parfaites.

Mais, depuis le repas de midi, la névralgie dentaire s'est réveillée, et, deux heures après, le déjeuner a été rendu ; il y a un état de fièvre intense.

Coucher, occlusion des yeux, suggestion ordinaire et, en outre, suggestion qu'il n'y aura plus de fièvre. Cependant, pour combattre un accès possible et aider la suggestion, je prescris deux cachets de sulfate de quinine à 0 gr. 50 à prendre, l'un dans la soirée, l'autre le lendemain matin.

Ce jour, au réveil et spontanément, la malade dit avoir dormi et ne se souvenir de rien de ce qui s'est passé pendant ce sommeil qu'elle attribue à sa fatigue.

29 août. La fièvre n'a pas reparu ; la soirée,la nuit et la matinée ont été bonnes.

31 août. Va très bien.

2 septembre. Va très bien ; le traitement est suspendu.

10 septembre. Rien d'anormal n'est survenu ; la malade vient pour la dernière fois,au moment de son départ.

Fin novembre. Renouvellement des accidents ; une seule séance de suggestion est donnée ; tout disparaît sans retour et, au bout de deux ans, la santé s'est maintenue.

Remarque : J'ai la conviction que l'hystérie

jouait le rôle principal dans les manifestations morbides de cette jeune fille.

Les cas semblables doivent être très fréquents, plus fréquents qu'on ne le pense généralement.

Aussi, dans toute tuberculose pulmonaire, confirmée ou douteuse, fera-t-on bien, chez un névropathe, de songer à l'hystérie comme maladie concomitante, prédisposante et même fondamentale ; les symptômes de la tuberculose seraient consécutifs et résulteraient parfois de suggestions inconscientes.

Les tuberculeux névropathiques sont généralement très suggestibles et possèdent une crédivité très prononcée dont le traitement suggestif doit tirer profit.

Si la tuberculose existe réellement et que son degré soit avancé, il est probable qu'on ne la guérira pas : mais la suggestion, surtout hypnotique, en calmant les symptômes principaux, en excitant l'appétit et favorisant la nutrition générale, fera gagner du temps, modifiera le terrain sur lequel la tuberculose évolue et prolongera certainement l'existence.

Si la maladie est seulement apparente et due à l'hystérie ou à des suggestions inconnues, la guérison pourra être obtenue rapidement.

Au point de vue de la suggestibilité, cette malade représente un type régulier chez lequel on voit se succéder les divers degrés des classifications de Nancy : le sujet arrive même au sommeil somnambulique et il est probable que l'action aurait pu être poussée jusqu'à l'hallucination intra et post-hypnotique.

Obs. et ex. n° 2.

26 juin 190... Antoinette G. 35 ans, ménagère ; depuis quatre ou cinq mois petite fièvre quotidienne vers le soir, toux fréquente, expectoration peu abondante, sueurs nocturnes, amaigrissement, manque absolu d'appétit, râles humides, etc. : diagnostic : *bronchite passant à l'état chronique.*

La malade devant revenir dans quelques jours, je tiens à m'assurer tout d'abord de l'influence que pourra avoir la suggestion seule, sans autre adjuvant.

Dès l'application des mains sur les omoplates, les yeux fermés, la personne étant debout, il y a un mouvement très prononcé en arrière : l'attraction est forte, la suggestibilité paraît considérable.

Je fais asseoir la malade dans un fauteuil et je pratique d'emblée l'occlusion des yeux que je maintiendrai pendant presque toute la séance.

Le bras, soulevé comme il a déjà été dit, demeure en l'air : allongé fortement, il se raidit sous l'influence de la suggestion vocale : le mouvement rotatoire des poignets est risqué peu après et réalisé ; enfin, l'avant-bras est plié sur le bras et celui-ci mis à angle droit avec l'épaule ; je fais la suggestion que le bras ne peut être déplié et allongé ; la malade fait quelques efforts qui demeurent inutiles.

J'ai donc, en quelques minutes, atteint le cinquième degré hypnotique de la classification du Dr Bernheïm

Je ne pousse pas plus loin mes recherches ni mes essais et je procède à la suggestion curative : « Vous ne tousserez plus, vous n'aurez plus de fièvre, vous aurez faim, bon appétit, vous mangerez bien, vous aurez bonne digestion, vous dormirez bien la nuit ; vous serez contente, vous allez guérir. »

La suggestion est répétée plusieurs fois, renouvelée après un intervalle de repos et ainsi de suite pendant une demi-heure environ.

Pour le réveil : « Vous allez reprendre votre état ordinaire ; personne ne pourra vous mettre dans l'état où vous vous trouvez actuellement sans votre consentement ; personne ne pourra agir sur vous ; personne ne vous influencera, c'est fini, vous ouvrez les yeux, vous pouvez vous lever, sans étonnement, sans surprise ; vous êtes bien, vous vous sentez bien ».

Je souffle légèrement sur les yeux en répétant « c'est fini ».

La malade ouvre les yeux et se lève aussitôt.

Cette personne n'étant pas au courant de mon système de traitement, il faut lui ordonner quelque chose : je lui dis que sa maladie est principalement nerveuse et je lui conseille de prendre tous les jours quelques tasses d'infusion de feuilles d'oranger.

1er Juillet. — L'amélioration est manifeste ; la fièvre a disparu, la toux a été moins fréquente, les sueurs presque nulles, l'appétit est revenu.

Nouvelle séance identique à la précédente.

L'action favorable de la suggestion est fort nette ; cependant je ne crois pas devoir négliger le traitement médical, et je prescris trois capsules Sérafon au gaïacol iodoformé à prendre chaque jour et une potion tonique au quinquina, lacto-phosphate de chaux et vin de Malaga.

Je recommande à la malade de revenir dans uelques jours.

4 Juillet. — L'amélioration est persistante ; la fièvre n'a pas reparu ; la toux et les sueurs nocturnes ont cessé, l'appétit se maintient, les digestions sont bonnes ; la malade est heureuse et confiante ; l'état de la poitrine s'est amélioré.

8 Juillet.— Rien de nouveau : la malade déclare qu'elle se trouve tout à fait bien et qu'elle reviendra si les accidents se reproduisent. Elle n'est pas revenue.

Au point de vue hypnotique, ce sujet, très suggestible, est analogue au précédent ; il est probable qu'il aurait pu être poussé jusqu'aux degrés somnambuliques les plus élevés.

Obs. et ex. n° 3.

Madame H. ., 38 ans, sans profession. A eu, il y a douze ans, après un accouchement laborieux, une « phlegmatia alba dolens » qui a guéri difficilement ; le symptôme principal de cette maladie est le gonflement aigu et douloureux des membres inférieurs ; l'analyse des urines a décelé plusieurs fois la présence de l'albumine.

Ce fait a fortement impressionné la malade qui, encore aujourd'hui, se figure qu'elle est albuminurique, quoiqu'il n'en soit rien : une analyse nouvelle démontre que l'urine, actuellement, ne présente rien de pathologique.

A sa première consultation, la malade se plaint de douleurs vagues, mais persistantes, dans la région dorso lombaire ; les pieds, les jambes et les cuisses sont le siège d'un œdème considérable : le doigt, appuyé un peu fortement, laisse, en se retirant, une dépression énorme ; il y a, d'ailleurs, des varices nombreuses, surtout dans la profondeur des mollets.

L'intensité de la vision est diminuée, la vue est un peu trouble. La malade est inquiète, ses idées sont tristes, l'appétit presque nul ; le moindre travail la fatigue ; elle vaque difficilement aux soins de son ménage qui ne doivent pourtant pas être bien pénibles, puisque la famille ne comprend que la femme, une fillette de douze ans et le mari, employé de bureau dans une administration.

Elle a suivi sans succès des traitements divers qui n'ont fait que confirmer l'incurabilité de son mal ; elle est persuadée qu'elle ne guérira jamais ; cependant elle veut faire une nouvelle tentative et se décide à essayer le traitement suggestif.

La quantité des urines est ordinaire et normale quoique la malade s'astreigne depuis longtemps à un régime mixte dont le lait constitue l'aliment principal.

21 août. — L'application des mains sur les omoplates ne donne rien tout d'abord ; après malaxation et friction, accompagnées de la suggestion verbale qu'il va y avoir attraction en arrière, je constate un léger recul ; les manœuvres sont continuées pendant cinq ou six minutes : frictions verticales de va et vient et applications intermittentes des mains avec la suggestion que le mouvement en arrière va devenir plus fort, de plus en plus fort.

Il en est ainsi en effet, mais je sens que le sujet ne se livre pas et oppose une certaine résistance. Je lui ordonne de s'abandonner davantage, lu affirmant qu'il n'y a aucun danger de chute, qu'il faut se laisser aller de confiance et complètement. Petit à petit le résultat devient de plus en plus net et satisfaisant.

Craignant que le braidisme ne réussisse pas parce que la malade me semble trop préoccupée et dans l'impossibilité de concentrer son attention, je la fais asseoir dans un fauteuil et je lui ferme les yeux, que je maintiens clos et pressés pendant presque toute la durée de l'opération.

Au bout d'un moment, je soulève un bras ; il reste où je le conduis mais je m'aperçois qu'il a tendance à retomber ; la malade me demande s'il faut le laisser en l'air ; je lui réponds qu'elle peut le baisser et elle le baisse.

Je ne risque pas d'autre expérience et je commence la suggestion verbale curative qui, fort probablement, est faite, sans état hypnotique, à l'état de veille complète : « Vos urines seront claires et abondantes : elles dépasseront 1.500 grammes ; vous devez dépasser 1.500 grammes ; l'enflure va diminuer ; vous ne souffrirez plus des reins ; ils fonctionneront régulièrement ; vous aurez de l'appétit et de la gaieté ; la vue redeviendra bonne ; les varices vont diminuer et se resserrer, l'enflure disparaîtra.

Cette suggestion est continuée pendant près de trois quarts d'heure.

22 août. — Résultat nul, aucun changement ; 1.200 grammes d'urine.

La malade pourtant prend confiance en reconnaissant que l'opération, à laquelle je l'ai soumise la veille, est inoffensive ; elle se livre davantage, mais je n'ose pas risquer d'essai de peur de perdre mon empire sur elle et de ne pas pouvoir la suggestionner utilement. La nouvelle séance se passe donc absolument comme la précédente ; les suggestions sont les mêmes.

23 août. — Le résultat est encore nul ; il n'y a rien de nouveau ; la quantité d'urine, pesée par la malade, chez elle, est de 1.200 grammes.

Cette fois, la suggestion semble produire son effet ; à l'application dorsale des mains, le sujet s'abandonne à fond ; je la fais asseoir plus tôt, ce qui l'impressionne favorablement.

Je soulève un bras, je l'étends horizontalement et j'exerce un léger massage dans le sens de sa longueur, de l'épaule vers la main ; j'ai la sensation d'un peu de raideur, je risque un essai : « Votre bras est raide, bien raide, de plus en plus raide ; il devient raide, se tient tout seul ».

Le mari étant présent, je l'invite à constater que le bras est raide et qu'il ne peut le déplacer de sa position. Le mari s'approche, prend le bras, le remue délicatement et ne le déplace pas de peur de faire du mal à sa femme et étant, lui-même, fortement impressionné ; quant à celle-ci, elle est confirmée dans la suggestion que son bras est raide effectivement et elle le raidit davantage.

Alors je suggère que le bras redevient souple, qu'il est redevenu souple et je le pose sur le bord du fauteuil.

Je fais ensuite l'expérience suivante : « Votre

bras est lourd, très lourd, il est collé au fauteuil, très collé ; vous ne pouvez pas lever le bras, il est trop lourd, il est collé ; essayez de le lever, vous ne pouvez pas, vous ne pouvez pas. »

Le bras ne bouge pas. J'invite le mari à constater l'effet produit et à essayer de soulever le bras ; il fait un léger effort mais ne peut détacher le bras parce que sa femme résiste (visiblement pour moi) et le maintient en place.

Cela fait, les suggestions curatives des séances antérieures sont exprimées de nouveau ; je les avais mises préalablement par écrit pour les faire toujours semblables ; elles sont continuées pendant une demi-heure.

24 août. — Le résultat a été favorable : poids 1.460 grammes. Il semble à la malade qu'elle y voit mieux, que ses jambes sont un peu désenflées, qu'elle est plus leste et plus gaie ; elle travaille avec plus de goût et avec moins de fatigue ; son appétit se réveille : je lui permets, comme alimentation, tout ce qu'elle voudra.

Pendant la suggestion, je tente la rotation des poignets ; elle se réalise mais je ne vais pas plus loin.

Séances les 25, 26, 27, 28 août : les quantités respectives d'urine sont : 1.875, 1.420, 2.240, 2.440 grammes.

L'état hypnotique s'est accru progressivement jusqu'à la contracture suggestive (cinquième degré de Bernheim).

Je n'ai pas cherché, et d'ailleurs je ne cherche presque jamais à m'assurer que le degré est plus avancé ; j'estime que c'est inutile ; car, à ce degré, mon influence sur le sujet est assurée ; du reste, les poids obtenus démontrent à la malade qu'il y a action efficace ; elle constate que son état s'améliore de jour en jour, que l'appétit et la gaieté reviennent, que l'œdème des membres diminue ; elle prend la conviction que le nouveau traitement la guérira.

Les séances sont suspendues jusqu'au 10 septembre parce que la personne, ayant eu ses époques menstruelles, n'a pas cru devoir venir pendant cette période ni pendant les premiers jours qui ont suivi. La suggestion étant supprimée, la quantité des urines a baissé, pour se rapprocher, d'ailleurs, du chiffre suggéré, soit 1.500 grammes.

10 septembre. — poids : 1.540 grammes — mêmes suggestions.

11 septembre. — poids : 1.575 grammes — mêmes suggestions.

Je conseille à la malade de ne revenir que dans quelques jours afin de s'habituer à se passer de mon aide. Cependant, elle devra, tous les jours, peser toutes ses urines à la même heure.

Voici les résultats qu'elle m'apporte, avec les dates des jours où elle vient pour une nouvelle opération.

12 sept. — 1530		19 sept. — 2020	
13 » — 1530		20 » — 1720	séance
14 » — 2040		21 » — 2000	
15 » — 2040		22 » — 1850	
16 » — 2150	séance	23 » — 1620	
17 » — 2400		24 » — 1600	séance
18 » — 2100		25 » — 2300	

On remarquera que dans les deux séries du 16 au 24, les poids se relèvent après chaque opération de suggestion et vont ensuite en diminuant graduellement et journellement pour se rapprocher du chiffre suggéré.

Je dois ajouter toutefois que cette sorte de régularité ne s'est pas toujours manifestée dans les autres intervalles et qu'il y a eu souvent, par la suite, tantôt des augmentations et tantôt des diminutions.

Ces irrégularités, qui peuvent provenir des différences et des variations de l'alimentation, n'infirment pas l'influence de la suggestion dont l'action est absolument évidente.

Il y a encore eu cinq séances de suggestion, en tout 18 jusqu'au 22 octobre, date à laquelle le traitement a été supprimé, l'œdème des membres inférieurs ayant complètement disparu.

Comme résultat définitif, la malade a été fortement améliorée ; la gaieté, l'appétit, l'élasticité et la souplesse des membres avaient entièrement repris. Il ne restait plus que les varices qui ont été contenues par un bas élastique, impossible à supporter auparavant. A ce moment, un traitement interne a été institué comme adjuvant par la teinture d'hamamelis virginica.

Quant au régime alimentaire, il est devenu le même que celui des autres membres dela famille. Par la suite, le poids des urines, après avoir, pendant quelque temps, oscillé autour de 1.500 gr. est revenu au taux habituel de 1.200 gr.

Remarque : La sensibilité hypnotique s'étant fortement développée par l'usage d'un grand nombre d'hypnotisations, il était nécessaire de fortifier le système nerveux contre toute impression anormale ou inopportune. J'ai donc cru, dans les dernières séances, devoir procéder à la suggestion suivante au moment de terminer l'opération : « Vos nerfs seront forts et calmes ; vous ne vous énerverez pas ; rien ne pourra vous agacer, rien ne pourra vous énerver ; vous serez forte et calme : personne n'aura d'action sur vous ; personne ne pourra vous influencer ; personne ne pourra agir sur vous sans votre permission ,etc.. »

Après plus de deux ans l'état de santé ne s'est pas modifié ; les bons résultats acquis ont été définitifs.

Ob. et ex. n° 4

Madame A... ménagère, 48 ans, pas d'enfants; son mari dirige un magasin d'épicerie.

Cette dame, veuve après un premier mariage, s'est remariée, il y a huit ans, avec son mari actuel, plus jeune qu'elle de dix ans. Le ménage a été calme et heureux jusque dans ces derniers temps ; mais, depuis quatre mois, une jeune femme dont le mari est maçon à la journée et qui est seule chez elle, presque constamment, est venue demeurer dans une maison située en face du magasin.

Cette jeune femme, ayant des loisirs, se met souvent à sa fenêtre ou sur le seuil de sa porte ; forcément, elle regarde du côté de son voisin l'épicier et vient, de temps à autre, acheter du sel, du poivre ou autre denrée coloniale.

Quand il l'a servie, l'épicier ne se contente pas de demander : « et avec ça, Madame ? » expression familière à la corporation. Non ! il fait l'aimable, comme c'est son droit et son devoir pour attirer et maintenir la clientèle ; il cause avec la cliente, prend des nouvelles de l'époux, plaisante avec elle ; en tout bien tout honneur, du reste, car il en fait de même avec tout le monde.

Tel n'est pas, cependant, l'avis demadame A..., sa femme légitime ; celle-ci a été mordue au cœur par le démon de la jalousie ; elle s'est cachée près du magasin, elle a écouté derrière les portes, elle a surveillé sa voisine : elle a épié son mari, entendu ses bons mots et ses galanteries ; finalement elle a reconnu que ses soupçons étaient infondés et que l'esprit commercial devait seul être incriminé : qu'il n'y avait aucun motif de croire à une aberration amoureuse ou à des coups de canif dans le contrat.

Et après mûre réflexion elle s'est dit : « Décidément je suis malade et je me rends malade de plus en plus ; je suis jalouse et j'ai tort de l'être : je mange mal, je ne dors pas ; je devrais consulter un médecin.

Voilà pourquoi le 16 avril 19... je reçois la visite et les confidences de madame A... qui me prie de vouloir bien, si c'est possible, la débarrasser de l'obsession qui la torture, détraque sa santé et finira par la tuer.

La malade étant debout, je ferme ses yeux et j'exécute quelques passes de haut en bas, rapides et courtes, devant son visage, en appuyant mes doigts sur les paupières chaque fois que ma main est à leur niveau. Je lui ordonne de ne penser à rien et de ne s'étonner de rien.

Après une demi-minute, je me place derrière elle et j'applique mes deux mains sur les omoplates à la manière habituelle, en lui recommandant de ne pas ouvrir les yeux, de garder les yeux clos. J'éloigne lentement mes mains, rien ne se produit, la malade ne semble par suggestible : je recommence plusieurs fois, rien, toujours rien. Je n'emploie pas de suggestion vocale.

Je fais ensuite une friction de haut en bas et de bas en haut avec la main droite tout le long de l'épine dorsale, depuis la nuque jusqu'à la base du thorax, la main gauche étant appuyée sur l'épaule gauche de la personne pour la maintenir.

Tout à coup mon sujet fléchit sur ses jambes et s'effondre en arrière, tombant dans le fauteuil qui, heureusement, était à bonne portée.

J'ai cru d'abord à une syncope occasionnée par une émotion trop forte ; j'ai rapidement inspecté le cœur, constaté la régularité des battements, reconnu que la respiration était bonne et que la coloration de la face n'était pas modifiée.

Je fais immédiatement la suggestion suivante : « Vous êtes bien, très bien, vous êtes très bien ». Et je demande : « Comment vous trouvez-vous ? » — « Mais, très bien, Monsieur ».

J'étais en présence d'un état hypnotique particulier, assez rare ; état somnambuloïde à forme léthargique ou pseudo-paralytique.

Je soulève un bras, il tombe tout d'une pièce.

Je ne me permets aucune tentative d'expérience quelconque et je procède à la suggestion curative :

« Vous ne serez plus jalouse, vous aurez l'esprit tranquille, bon appétit, bonne digestion, bon sommeil. »

Je répète cette suggestion huit ou dix fois ; je

la reprends après un court silence et ainsi de suite pendant une demi-heure.

Selon mon habitude, j'appuie de temps à autre mes doigts sur les globes oculaires que je maintiens pressés pour conserver l'état hypnotique.

Le réveil s'effectue instantanément sur l'injonction que la séance est terminée et après un léger souffle sur les yeux.

18 avril. — Les symptômes morbides sont restés les mêmes quoique moins accentués. Cette fois je me contente de faire asseoir la cliente tout de suite ; je ferme les yeux et je soulève un bras, il retombe lourdement ; l'état hypnotique est le même que la première fois. Je passe à la suggestion curative que je continue comme précédemment.

20-23-27 avril. — Séances analogues ; l'amélioration semble augmenter, car la malade est plus gaie et paraît de moins en moins préoccupée : il ne m'est guère possible, du reste, de pénétrer la pensée intime et je ne peux juger que par les apparences extérieures ; je suis obligé de m'en tenir à une appréciation superficielle et aux dires de la malade.

Les visites ont cessé le 27 avril ; il y a eu cinq séances en tout.

Le 22 juillet, c'est-à-dire trois mois après, Mme A... revient à mon cabinet pour accompagner un nouveau client à qui elle a conseillé de venir me trouver. Elle me déclare qu'elle se porte très bien, qu'elle n'est plus obsédée, que son esprit est libre et tout à fait calme, que son mari est très content et qu'elle est heureuse.

Remarque : J'ai cité ce cas pour bien démontrer que pendant une hypnotisation il ne faut pas se laisser surprendre par un incident imprévu, qu'il ne faut s'étonner de rien et qu'il faut toujours conserver sa présence d'esprit.

Obs. et ex. n° 5.

Mme Ch..., 45 ans, sans enfants, sans profession, vit seule avec son mari employé comptable. Elle parle avec volubilité ; son regard prend, par intervalles, une expression vague qui contraste avec la mobilité des traits du visage et la vivacité des gestes.

Elle déclare souffrir, depuis plusieurs années, dans le côté droit du bas-ventre d'une douleur que rien n'a pu soulager. Mais ce qui l'amène, c'est que, depuis cinq mois, elle est d'une tristesse excessive, elle a des idées noires, des absences de mémoire, ne se plaît plus dans son intérieur, ne va plus visiter ses amis et connaissances ; la pensée du suicide lui est venue plusieurs fois, la vie lui est à charge ; elle a perdu l'appétit et le sommeil ; elle a consulté inutilement plusieurs médecins ; elle se dit persuadée que seul je peux la guérir.

Je pose le diagnostic d'hystérie.

19 février. — La malade étant debout et les yeux clos, j'applique mes mains sur les omoplates ; quand je les éloigne il n'y a pas d'effet. Je continue en faisant la suggestion qu'il y aura attraction en arrière , cette attraction ne se produit pas. Je recommence après malaxation et friction, en répétant plusieurs fois la suggestion de recul ; il y a un léger résultat mais si faible qu'il est impossible d'affirmer la suggestibilité.

Je place la malade en face d'une boule brillante fixée sur un carré de velours noir que j'ai suspendu au mur. Je lui recommande de bien regarder cette boule, avec toute son attention, sans réfléchir, sans penser à autre chose. Au bout d'un moment j'applique de nouveau mes mains dans le dos, mais sans réussir davantage. Je fais alors coucher la patiente sur un divan et je lui donne la boule à tenir et à regarder à distance convenable. Après un quart d'heure les yeux deviennent larmoyants et les paupières clignotent un peu ; mais elles ne se baissent pas et je suis obligé de les clore moi-même.

A ce moment je suis donc arrivé au résultat suivant : la suggestibilité est douteuse, il y a un petit effet hypnotique.

Il est probable que si la malade vient se soumettre de façon régulière et suivie au traitement suggestif, l'hypnotisation deviendra de plus en plus facile, le degré hypnotique de plus en plus élevé et que la suggestibilité se montrera. Ce n'est pas certain.

Les yeux étant clos, je place une main sur le front, l'autre au creux de l'estomac selon le premier procédé de Puységur et je les maintiens en position pendant presque toute la durée de la séance.

De temps à autre, avec deux doigts de la main placée au front, je comprime les globes oculaires; la main située au creux de l'estomac sert à faire des passes depuis la tête jusqu'au bas-ventre.

Il peut se faire que ces manœuvres passent pour ridicules ou inutiles aux yeux de quelques-uns ; mais, si l'induction nerveuse n'est pas un vain mot, si cette induction d'un organisme sur un autre est une action réelle, ayant des analogies avec l'induction électrique, le sujet pourra subir une influence et, dans le cas actuel, qui s'annonce comme peu favorable, rien ne doit être négligé.

Comme suggestion je dis : « Vous aurez des idées gaies, saines, justes ; pas de douleur au ventre, bon appétit, bon sommeil, » et je répète presque sans interruption pendant une demi-heure.

21 février. La malade n'est revenue qu'au bout de deux jours, le 20 étant un dimanche. Les résultats sont bons : pendant les premières vingt-quatre heures il y a eu faim, gaieté, sommeil la nuit, moins de douleur. Le second jour les accidents ont repris, mais la suggestibilité s'est affirmée le premier jour.

Je fais coucher le sujet et je lui donne la boule à regarder ; après un quart d'heure les paupières ont quelques battements précipités, les yeux larmoient mais restent ouverts. Je les ferme, je mets une main au front, l'autre à l'estomac et j'opère comme l'avant-veille : compression des globes oculaires, passes, suggestion.

22 février. La malade a bien dormi, a été gaie, a mangé suffisamment, a peu souffert du ventre.

Séance identique à la précédente. La malade se sent mieux et a espoir dans sa guérison. Aujourd'hui les yeux se sont fermés seuls ; sûrement, l'état hypnotique va en augmentant.

23 février. Les effets de la suggestion ont été nuls parce que madame Ch..., en arrivant chez elle, a appris que l'emploi de son mari était supprimé. Elle a été triste tout le temps ; cependant sa confiance n'est pas ébranlée ; elle est pleine d'enthousiasme pour le nouveau traitement ; elle arrive accompagnée de plusieurs amies qu'elle veut faire assister à l'opération.

Je profite de ces bonnes dispositions. J'affirme que la boule est inutile, que mon doigt est plus actif, que les yeux vont se fermer seuls très rapidement. En effet, ils sont clos au bout de quelques minutes. Le degré hypnotique s'élève et la suggestibilité s'accroît.

Suggestions toujours les mêmes et même manière d'opérer.

24 février. A bien dormi, a été gaie, la douleur du ventre a été persistante mais légère et supportable. Il y a eu un peu de surexcitation pendant les deux heures qui ont précédé la séance.

25 février. Tout s'est bien passé ; cependant la douleur est revenue deux heures avant la consultation. Avant l'hypnotisation la malade a une forte crise de larmes et de tristesse ; on lui a raconté qu'elle ne guérira pas puisque je ne la fais pas dormir ; que pour guérir il faudrait qu'elle dorme ; elle me demande de la faire dormir, d'avoir pitié d'elle, me dit qu'elle est bien malheureuse, etc.

La séance a lieu. Aux suggestions habituelles j'ajoute celle du sommeil : « Dormez, vous allez dormir, vous dormez, dormez bien », que je répète à satiété.

Quand tout est fini elle a repris sa gaieté mais elle en revient à son idée de dormir et déclare ne pas avoir dormi, que je n'ai pas probablement, sur elle, un pouvoir suffisant.

Je sens que la conviction est indécise et que je dois frapper un grand coup. Au risque d'échouer, je tente, à l'état de veille, l'expérience que voici, dans le genre de celles du Dr Philips : la regardant bien dans les yeux et lui ayant enjoint de bien regarder dans les miens, je lui tends une fleur :

Voilà une fleur ; je vous préviens que vous ne pouvez pas la toucher. » Elle essaie de s'emparer de la fleur mais ses doigts s'écartent ou se ferment avant d'arriver au contact. Nous recommençons plusieurs fois, et le résultat est identique.

Autre expérience : quand elle s'en va, je lui annonce qu'elle ne pourra pas sortir quoique la porte soit ouverte « Oh : ceci est trop fort ! » dit-elle, et elle part vivement ; mais à la porte elle s'arrête sans pouvoir franchir le seuil. Elle rentre toute surprise et fort étonnée.

Je lui fais alors remarquer que, pour avoir de l'influence sur elle, je n'ai pas besoin qu'elle dorme, qu'elle a maintenant des preuves de ma puissance et je lui affirme sa guérison prochaine.

Elle est heureuse et convaincue.

26 février, Pas de séance ; 27 (dimanche) pas de séance.

28 février. A très bien passé les trois journées malgré un peu de douleur au ventre ; elle a fait plusieurs parties de croquet avec des amis ; elle a étonné tout le monde par son entrain, sa bonne humeur et la justesse de ses idées.

1er mars. Tout va mal ; crise de larmes la veille et mauvaise nuit : elle attribue le tout à une visite qu'elle a faite à une amie gravement malade, visite qui l'a fortement émotionnée ; elle est découragée et ne croit plus à sa guérison. Cependant, après la séance, elle est rassurée. Bien plus, elle croit avoir dormi réellement pendant un moment, ce qui détruit l'auto-suggestion signalée le 25.

2 mars. Changement complet. Tout va bien.

3 et 4 mars. Préoccupations tristes au sujet de son mari dont l'emploi est supprimé.

5 mars. Pas de séance.

6 mars. Etat satisfaisant. Le 8 également.

10 mars. Va tout à fait bien.

12 mars. Crise de larmes dans la matinée parce que son mari est souffrant et ne pourra peut-être pas profiter d'un nouveau poste qu'on lui a offert pour le 15. Mais l'appétit est actif, le sommeil calme, pas de douleur : se plaît dans son intérieur.

19 mars. L'amélioration persiste ; je lui conseille de ne revenir que si elle le juge nécessaire.

26 mars. La guérison se maintient ; la malade déclare qu'elle est venue parce qu'elle en a pris l'habitude et qu'elle avait envie de venir me voir.

30 mars. Nouvelle visite pour m'informer qu'elle va passer un mois à la campagne.

Au retour, elle vient m'annoncer qu'elle est tout à fait bien, qu'elle ne souffre plus, qu'elle se plaît dans son ménage, qu'elle a repris ses relations mondaines. (La guérison persiste après un an et demi).

Remarque : On voit par cette observation que le traitement, au début, peut être fort délicat, qu'il faut parfois varier et utiliser tous les procédés et que la suggestibilité, nulle en apparence, peut se développer rapidement avec l'élévation du degré hypnotique. Dans cet exemple, la suggestibilité a été quelquefois masquée par des manifestations hystériques imprévues qui ont pu faire croire à l'inefficacité de la suggestion. Mais, une fois acquise, la suggestibilité ne s'est plus démentie.

Obs. et ex. n° 6.

Madame B..., veuve, avec six enfants grands. Grippe infectieuse dont le début remonte à près de trois mois ; la convalescence est laborieuse, les forces ne reviennent pas, l'appétit est nul ; l'estomac est le siège d'une douleur sourde et persistante ; petits vomissements bilieux de 20 à 40 grammes tous les matins, crachotement continuel, urines insuffisantes de un demi-litre par jour environ ; léger œdème des membres inférieurs.

Plusieurs consultations médicales ont eu lieu sans profit ; la situation ne se modifie pas et semble plutôt s'aggraver ; le dépérissement est lent mais continu.

Sur l'avis d'un membre de la famille, le médecin traitant me fait appeler, me donne carte blanche pendant quinze jours et me recommande surtout de faire manger la malade.

J'exprime le désir que Madame B.., qui garde le lit, se lève et se tienne debout pendant quelques instants. Deux personnes la soutiennent chacune par un bras.

J'applique, selon le procédé du Dr Moutin mes mains sur les omoplates.

J'avertis que je vais retirer mes mains ; si la malade éprouve une sensation de recul, elle doit s'y abandonner ; si elle ne sent rien, elle doit ne pas remuer.

Je constate qu'il y a attraction forte et le même phénomène se reproduit dans tous les essais successifs. La suggestibilité existe, me semble suffisante, mais je ne peux songer à la développer et à l'augmenter en prolongeant l'opération, à cause de la faiblesse de la malade.

Je fais remettre celle-ci dans son lit et j'essaie une action par le braidisme en faisant regarder fixement l'extrémité de mon médius.

Au bout de quelques minutes, les yeux se ferment par suite de fatigue mais sans avoir présenté aucune variation pupillaire ; en réalité il n'y a aucun effet de braidisme ni d'hypnotisation, la malade n'a pas suffisamment concentré son attention et ne s'est pas assez isolée ; ou bien elle n'est pas hypnotisable.

Je place une main au front tout en comprimant les globes oculaires ; je mets l'autre à plat au creux de l'estomac ; je les maintiens longtemps puis j'exécute avec lenteur et sans contact quelques passes de la tête à l'estomac toujours dans le même sens ; je les continuerai de temps à autre pendant les suggestions curatives.

Je soulève un bras ; il retombe lentement dès que je l'abandonne ; je le soulève de nouveau et je fais sur sa longueur quelques passes suggestives par gestes sans parler ; il retombe toujours ; je m'abstiens de suggestion verbale crainte d'échec ; j'ai l'intuition que je dois être bien prudent.

L'état hypnotique, s'il n'est pas tout à fait nul, est très léger : on peut, à la rigueur, admettre le premier degré de la classification du Dr Liébeault ; cependant la somnolence me semble plus apparente que réelle. Il n'a jamais été possible d'obtenir davantage dans les séances successives et journalières d'une durée, chacune, d'environ une heure.

Suggestions : « Votre estomac fonctionnera régulièrement, la digestion se fera bien ; vous ne vomirez plus ; plus de douleur à l'estomac, vous mangerez tout ce qui vous plaira, vous le digérerez bien ; vous urinerez plus d'un litre par jour ; vos jambes désenfleront, vous serez forte, les forces reviennent ».

Pour le retour à l'état normal, je dis : « C'est fini » et j'évente le visage avec un journal.

2e jour. Le crachotement a diminué, le vomissement du matin n'a pas eu lieu ; la gêne du côté de l'estomac a persisté ; on a oublié de mesurer les urines.

Je fais regarder mon doigt, je ferme les yeux quand je les vois fatigués et je continue comme la veille.

Après la séance, la malade déclare que lorsque je mets la main au niveau de l'estomac et que j'appuie légèrement elle sent du soulagement. Elle a grande confiance et, ignorant l'action de la suggestion, me croit doué d'un don naturel.

3e jour. — Une légère amélioration générale s'est manifestée ; pas de vomissements,le crachotement a presque disparu, le volume des urines a augmenté, l'enflure des jambes a diminué, l'appétit semble s'ouvrir; la malade a osé manger quelques fruits et les a digérés sans douleur.

Même mode opératoire, mais en débutant par l'occlusion immédiate des yeux. Mêmes suggestions.

4e jour. — Le mieux se prononce ; le sommeil qui était difficile et fréquemment interrompu, est devenu plus régulier ; les forces renaissent. Je conseille à la malade de se mettre à table avec ses enfants aux heures des repas ; en les voyant manger elle s'encouragera à faire comme eux.

Séance analogue à celle de la veille.

Je n'insiste pas davantage sur les détails. Au bout de quinze jours l'amélioration est très sensible ; l'état général est presque satisfaisant, les forces augmentent, la malade mange de tout sans appréhension ; la douleur de l'estomac se fait sentir de temps à autre mais elle est supportable ; les urines sont normales, l'œdème des jambes a disparu complètement ; la malade a pu marcher dans son appartement et faire au dehors quelques promenades en voiture.

Le médecin de la famille reprend sa cliente.

On remarquera dans cet exemple, à l'inverse du précédent, qu'au début la suggestibilité existe mais que l'état hypnotique manque et qu'il fait défaut jusqu'à la fin ; la suggestibilité est conservée et peut-être accrue par la constatation du mieux obtenu.

Obs. et ex. n° 7

Madame S..., 37 ans, ménagère, son mari est ouvrier terrassier : elle a eu deux enfants dont le plus jeune a huit ans. Elle se plaint de douleurs presque continues à l'estomac depuis la naissance de ce dernier. Les douleurs s'exaspèrent, tantôt avant les repas, tantôt après, sans cause connue ; la nuit elles se calment mais quelquefois elles interrompent le sommeil. Elle est obligée de suivre, pour l'alimentation, un régime très sévère qu'un médecin lui a ordonné : elle boit beaucoup de lait, mais s'abstient de bon nombre d'aliments qui lui font envie ; elle craint d'augmenter ses souffrances.

Elle ne vomit pas, et, en particulier, n'a

jamais rendu de sang ; ses matières fécales n'ont jamais ressemblé à du marc de café ; elle n'a jamais eu d'accident nerveux, ne souffre ni de la tête ni de la matrice ; ses époques menstruelles sont régulières, l'estomac seul est en cause ; elle déclare qu'elle est heureuse dans son ménage qu'elle n'a jamais de contrariété.

Je palpe la région épigastrique, j'exerce des pressions, je percute sans provoquer aucun symptôme douloureux ; rien au cœur, sauf un souffle anémique. Il est difficile de porter le diagnostic d'hystérie ou celui d'une lésion organique.

La maladie semble plutôt due à une auto-suggestion inconsciente survenue, probablement, après l'accouchement et entretenue, depuis, par l'imagination de la malade elle serait donc de cause purement psychique.

Les mains étant appliquées dans le haut du dos, selon le mode habituel, je les retire lentement ; le sujet suit tout d'une pièce et le mouvement en arrière se reproduit avec la même énergie à chaque essai, même si je retire les mains rapidement.

Je suis donc en présence d'une très grande suggestibilité qui me fait penser que l'hypnotisation sera facile.

Je fais asseoir la malade et je lui enjoins de regarder mon œil droit qui est tourné du côté de la fenêtre éclairant mon cabinet ; elle ne doit pas remuer du tout. Je regarde son œil gauche et j'ajoute la suggestion parlée, d'après le procédé du professeur Bernheïm.

J'emploie ce procédé quand j'ai la quasi-certitude que je réussirai rapidement et que je ne serai pas obligé de tenir mon regard fixe pendant longtemps.

Je dis à la malade : « Vos yeux vont se fatiguer, ils se fatiguent, ils deviennent larmoyants, les paupières battent, elles vont se fermer, elles se ferment. » Et je répète plusieurs fois.

J'aperçois, après quelques minutes, un mouvement lent et alternatif de contraction puis de dilatation de la pupille, s'accompagnant d'un léger larmoiement et de deux ou trois battements de paupières ; je fais alors avec l'index et le médius écartés, quelques passes lentes devant les yeux ; les paupières s'abaissent et se relèvent ; je finis par appliquer mes deux doigts dessus et je maintiens la fermeture.

L'état hypnotique est certain ; le bras, soulevé, reste en l'air; il a une légère tendance à se raidir. J'affirme qu'il est raide et ne peut se baisser; l'essai réussit. Je fais quelques passes avec contact, de haut en bas, sur les paupières et je dis que les yeux sont bien fermés et ne peuvent s'ouvrir ; ils ne s'ouvrent pas. Le mouvement rotatoire des poignets se réalise également après suggestion verbale qu'il ne peut s'arrêter.

La malade paraît tellement sensible que je

passe au cinquième degré tout de suite ; je fais fermer les doigts, je replie l'avant-bras sur le bras ; la malade, mise au défi d'allonger son bras, demeure impuissante. Je pourrais essayer de passer au sommeil et aux états somnambuliques les plus élevés. Je juge inutile d'aller plus loin parce que la suggestion curative s'imposera avec force.

La voici : « Vous ne sentirez plus la douleur, vous mangerez de tout, la digestion sera bonne, vous pourrez manger tout ce que vous voudrez ».

La séance dure environ une demi-heure.

La malade, le lendemain, me déclare qu'elle n'a pas souffert du tout. Bien plus, en sortant de mon cabinet elle a eu envie de *morue sèche* ; elle en a mangé un bon morceau et n'en a pas été incommodée.

Ce jour, je m'abstiens de toute manœuvre préliminaire ; le sujet, j'en suis certain, est complètement soumis à mon influence ; je me contente de lui fermer les yeux et de les maintenir clos en recommandant : « Laissez-vous aller, abandonnez-vous comme hier ». Le sujet comprend ce que je lui demande et l'état hypnotique s'établit à peu près instantanément à son degré maximum.

Je fais les mêmes suggestions que la veille, je réveille le sujet et je lui conseille de revenir dans trois jours.

La malade ne revient que le quatrième jour ;

comme elle n'était pas incommodée, elle n'a pas voulu venir me déranger (les consultations étaient gratuites) ; elle a eu un peu de douleur, la veille vers quatre heures de l'après-midi, mais pendant quelques instants seulement. Je lui fais observer qu'elle a eu tort de ne pas m'obéir et d'avoir retardé d'un jour sa visite parce qu'elle n'aurait pas souffert.

Opération identique à celle de la dernière fois. Quand c'est fini, je dis à la malade qu'elle est complètement guérie et que la douleur a disparu pour toujours ; de revenir me voir cependant en cas de besoin, mais je suis sûr de ne pas me tromper.

La malade n'a plus reparu. Je crois la guérison définitive.

Remarque : Cet exemple démontre l'influence extraordinaire et rapide de la suggestion quand elle est faite pendant un état hypnotique profond coïncidant avec une grande suggestibilité et que le désordre fonctionnel est simplement d'ordre psychique.

Obs. et ex. n° 8.

Comme cas analogue de maladie purement psychique, guérie rapidement par la suggestion hypnotique, je rappellerai avec quelques détails le cas d'héméralopie dont il a déjà été question dans le courant de ce travail.

Garçon de douze ans, ayant toujours habité la campagne, venu en ville depuis peu de temps. Un soir, brusquement, il y a deux mois, cet enfant n'y voit plus suffisamment et a peine à se conduire. Le jour, la vue est excellente ; mais, dès que la nuit survient, la vision disparaît. La cause de cet accident est inconnue.

Après réflexion, je crois que l'explication doit être la suivante : l'enfant, qui n'a jamais vu de trams électriques, s'attarde, un soir, à les regarder passer et admire les étincelles qui éclatent de temps à autre entre le fil conducteur et le trolley ; tout à coup une étincelle plus forte et plus brillante se produit, l'enfant en est ébloui et en lui se développe l'auto-suggestion qu'il n'y voit plus. Cette auto-suggestion a pu s'accroître si l'enfant a été impressionné par des étincelles nouvelles le même soir ou les jours suivants ; quoi qu'il en soit le symptôme morbide a persisté pour devenir une habitude.

En réalité, il s'agit d'un trouble fonctionnel nettement psychique sans lésion organique.

L'enfant étant debout, je ferme ses yeux ; puis, prenant sa tête entre mes deux mains, l'une au niveau du front, l'autre à la nuque, je lui imprime un mouvement de va et vient d'arrière en avant et d'avant en arrière, en recommandant au sujet de ne pas résister, de ne pas avoir peur, de se bien laisser aller. Après une minute environ de ce manège, je constate que le corps tout entier participe au mouvement alternatif ; en outre, ce mouvement a tendance à se produire de lui-même ; mes mains ne servent plus qu'à maintenir l'équilibre général pour éviter une chute ; je n'ai presque plus à donner d'impulsion ; l'état hypnotique a envahi l'organisme et la suggestibilité est manifeste.

Je fais coucher l'enfant sur un divan et je lui ordonne de dormir ; je lui suggère qu'il est guéri et qu'il y verra clair ce soir ; la suggestion est répétée plusieurs fois ; je réveille mon sujet au bout de dix minutes en lui soufflant légèrement sur les yeux et je le renvoie.

Le lendemain il revient ; il a bien vu comme autrefois, jusqu'au moment de se coucher. Nouvelle séance, même suggestion qu'il y verra clair ce soir.

L'enfant revient encore le lendemain ; il raconte qu'il a pu sortir la nuit et se promener jusqu'à neuf heures.

Troisième et dernière séance dans laquelle j'affirme la guérison définitive et que la vue sera bonne *toujours*, toujours.

Le malade n'a plus été ramené à la consultation.

Obs. et ex. n° 9

Demoiselle Catherine L..., 18 ans, anémique, très fatiguée, très impressionnable. Vient consulter pour des verrues qui occupent la face dorsale des deux mains, les faces dorsales et latérales de tous les doigts.

La confluence est telle que je ne peux guère la décrire que par la comparaison suivante : c'est comme si on avait enduit les mains et les doigts de colle et qu'on les eût plongés dans un sac plein de lentilles et de petits pois : l'apparence serait la même.

Une douzaine de verrues sont disséminées sur le visage ; il y en aurait d'autres, aussi, en diverses régions du corps.

Depuis plus de deux ans tout a été essayé sans succès ; il semble, au contraire, qu'il y a aggravation et que le nombre augmente ; la malade, qui est couturière, ne peut plus travailler : les doigts sont déformés, gênés dans leurs mouvements ; la préhension d'un objet quelconque devient de plus en plus difficile.

Je conseille un régime tonique et fortifiant pour améliorer l'état général. Quant aux verrues, je tiens, personnellement, à essayer les effets de la suggestion hypnotique ; la malade consent à tout, décidée qu'elle est à se débarrasser, à tout prix, de son infirmité.

La présentation des mains en face des omoplates, les yeux étant clos, ne produit rien ; mais dès qu'il y a contact, le résultat est immédiat : le corps, tout d'une pièce, se porte en arrière.

Je recommence plusieurs fois dans le but d'accroître la suggestibilité ; tout à coup, je suis interrompu par un éclat de rire strident, tellement subit que j'en suis surpris. J'interroge la malade, elle me répond que mes mains la chatouillent ; cependant, je n'ai fait que les poser, en appuyant à peine et sans exercer de malaxation ni de friction.

Cet incident terminé, j'avertis la malade que je ne la touche plus et je me contente de présenter les mains à distance, les doigts écartés. La suggestibilité est très fortement développée, puisque le sujet recule immédiatement à chaque présentation des mains dès qu'elles sont à quatre ou cinq centimètres de son dos.

Je fais asseoir la demoiselle dans un fauteuil et je lui présente mon médius à regarder. J'ajoute la suggestion verbale d'après la méthode du Dr Bernheïm : « Vos yeux vont se fermer, ils se fatiguent, ils se ferment ». Je répète plusieurs fois et, en un temps très court, après quelques mouvements oscillatoires des pupilles, les paupières battent et s'abaissent pour ne plus se relever.

Le sujet est hypnotisé et toutes les petites expériences qui correspondent aux différents degrés se réalisent Pendant les essais il se produit encore quelques faibles éclats de rire et de légères secousses dans les avant-bras et dans les doigts. Je réprime facilement ces petits désordres par la suggestion et en passant ma main depuis l'épaule du sujet jusqu'au bout des doigts : « Vous êtes calme, vous ne riez plus, vous ne remuez plus, vous êtes calme, bien calme, vous êtes bien, tout à fait bien ; » Et j'ajoute : « Abandonnez-vous, dormez, comme dans votre lit, dormez ».

Suggestions curatives : « Vos verrues vont disparaître, elles vont sécher, elles vont tomber ; vous ne les nourrirez plus, il faut qu'elles meurent, la peau sera douce et unie ; dormez toujours ».

Et ainsi de suite.

Pour le réveil, je dis à la malade que l'opération est terminée, qu'elle va se réveiller sans surprise, sans fatigue, qu'elle éprouve un grand bien-être, et que personne ne pourra avoir d'action sur elle, sans sa permission, que personne ne l'influencera, ne pourra l'influencer.

Quand tout est fini, elle déclare qu'elle n'a pas dormi et qu'elle se souvient de tout ce qui s'est passé.

Craignant qu'il ne se produise une auto-suggestion qui viendrait contrarier la suggestion médicale, je me place en face d'elle et je lui fais ouvrir la bouche, tant qu'elle peut ; je mets mon doigt sur les dents du maxillaire inférieur, j'appuie et j'affirme que la bouche ne peut plus se fermer ; j'enlève mon doigt et, malgré des efforts de volonté évidents, les mâchoires ne peuvent se rapprocher et la bouche demeure ouverte ; je mets fin à la situation en disant qu'elle peut se fermer et elle se ferme.

A ce moment je dis : « Votre bouche est fermée, vous ne pouvez plus l'ouvrir, vous ne pouvez plus parler ». Je prends la tête entre mes deux mains, l'une au sommet du crâne, l'autre sous le menton et j'exerce une légère pression. Je retire mes mains ; la bouche reste fermée la parole est impossible et la malade, par gestes, est obligée d'avouer son impuissance.

« Allons ! je plaisante, vous pouvez ouvrir la bouche, vous pouvez la fermer, vous pouvez parler à volonté ; il ne reste plus rien ; vous êtes comme avant. »

Ces expériences l'ont amusée ; elle a confiance en moi, me remercie et promet de revenir le lendemain.

A la deuxième séance je me contente de faire l'occlusion des yeux, de la maintenir pendant quelques minutes et d'inviter le sujet à dormir. L'état hypnotique s'établit presque instantanément et avec la même intensité que la veille. Mêmes suggestions.

Après cinq opérations journalières et successives, l'amélioration est évidente ; la face dorsale des deux mains est devenue lisse ; quelques taches blanches indiquent l'emplacement primitif des verrues ; celles-ci ont à peu près disparu du visage : celles des doigts persistent et quelques-unes paraissent plus grosses par suite de l'affaissement de leurs voisines.

La malade constate avec moi qu'elle est en train de guérir, et sa confiance s'en trouve augmentée. Comme je devais m'absenter pendant quelques jours, je lui donne quelques pilules ferrugineuses d'un flacon-réclame envoyé par un fabricant ; je lui dis d'en prendre une tous les jours : c'était un moyen indirect de continuer la suggestion pendant mon absence.

Nouvelle séance douze jours après, puis trois autres à dix jours d'intervalle. L'amélioration est de plus en plus sensible ; le début du traitement remonte à environ un mois et demi et il y a eu, en tout, neuf opérations suggestives.

La malade, ayant dû quitter la ville pour un certain temps, ne revient que deux mois après, consulter pour une laryngite.

Je constate que les verrues ont disparu totalement et qu'il n'en reste pas la moindre trace.

Remarque. — Au point de vue opératoire, cet exemple présente, comme particularité, la production d'accidents ou plutôt d'incidents spéciaux pendant l'hypnotisation ; de pareilles manifestations, qui dépendent de la sensibilité nerveuse du sujet, ne sont pas aussi fréquentes qu'on pourrait le supposer : quand elles se montrent il ne faut pas en être surpris ; on les modère toujours et on les arrête par la suggestion parlée.

Obs. et ex. n° 10

Louis H.. 30 ans, célibataire, s'est réveillé, un matin, avec une paralysie subite des deux poignets ; la maladie date de trois ans ; elle a été traitée par l'électricité durant un an et, en même temps, par le bromure de potassium continué pendant deux ans.

Depuis un an le traitement a cessé : l'amélioration a été légère mais insuffisante. Le jeune homme, garçon épicier, a dû abandonner sa place parce que la préhension des objets est à peu près impossible ; il en a été réduit à faire le métier d'encaisseur.

La mère étant concierge dans une grande maison, il cherche à l'aider dans les travaux qui lui incombent ; il s'occupe principalement du balayage, mais il tient difficilement son balai et se fatigue très vite.

Les symptômes morbides actuels siègent surtout dans les trois derniers doigts de chaque main ; ils sont un peu plus prononcés à droite ; la sensibilité est normale et semble égale partout ; mais les mouvements des doigts se font péniblement et sans énergie ; la flexion, l'extension, les déplacements latéraux sont lents et sans vigueur.

Le diagnostic symptomatique est celui de paralysie des nerfs cubitaux.

Cette paralysie est incomplète et il peut se faire qu'elle soit entretenue aujourd'hui par une auto-suggestion inconsciente qui affecte le moral et qui provient de la lenteur de la réparation et de la conviction que tout ce qui a été fait est demeuré impuissant.

La suggestion pourra agir sur l'élément auto-suggestif, augmenter l'amélioration et produire peut-être la guérison définitive pourvu que les désordres nerveux ne soient pas irréparables.

En cherchant à rétablir l'harmonie fonctionnelle, il y aura répercussion sur la lésion physique : et, celle-ci diminuant ou disparaissant, la fonction, à son tour, pourra se rétablir dans son intégrité.

Les manœuvres dorsales ne donnent rien ; j'ai beau frotter, frictionner et malàxer, me servir en même temps de la suggestion provocatrice, je n'obtiens absolument rien, aucun effet appréciable. Il faut dire que le jeune homme est porteur d'une très belle gibbosité qui a *peut-être* modifié la sensibilité régionale pour l'attraction suggestive.

Je fais asseoir mon sujet dans un fauteuil, le dos tourné vers la fenêtre par laquelle la lumière arrive ; et je lui donne à tenir à hauteur de sa poitrine, un miroir laryngien, rond, de la dimension d'une pièce de un franc. Je lui enjoins de se bien placer, aussi aisément que possible et de ne pas remuer ; il faut qu'il regarde constamment dans ce miroir, sans détourner les yeux sous aucun prétexte ; si le sommeil vient il devra s'y abandonner : ses yeux vont se fatiguer et se fermer ; il ne devra, d'ailleurs, les fermer que lorsqu'il ne pourra plus faire autrement.

Au bout d'un quart d'heure je constate que les yeux sont clos ; j'enlève le miroir avec précaution ; la main qui le tenait ne bouge pas ; l'avant-bras est en l'air, à angle droit avec le bras qui, lui-même, n'est pas soutenu.

Il y a donc un état cataleptiforme, très léger, d'ailleurs, puisqu'il me suffit d'appuyer légèrement sur la main pour que tout le membre retombe.

Je prends le poignet droit du sujet dans ma main gauche et j'appuie le pouce fortement entre les éminences thénar et hypothénar sur le trajet du nerf médian. Avec deux doigts de la main droite je fais quelques passes de haut en bas, avec contact, sur les paupières en disant : « Vous n'allez pas pouvoir ouvrir les yeux, ils sont fermés, bien fermés, vous ne pouvez plus les ouvrir. » Je répète plusieurs fois. Puis je pose la main sur le crâne en plaçant le pouce entre les deux sourcils et j'ajoute : « Vous ne pouvez plus ouvrir les yeux, essayez, vous ne pouvez pas. »

Les yeux restent clos et le sujet fait un petit geste de dénégation. Il est bien dans l'état hypotaxique du Dr Philips ; je peux passer à l'opération d'idéo-plastie, c'est-à-dire à la suggestion curative, car la suggestibilité est acquise ; les essais démontrent que l'état hypnotique arrive jusqu'à la contracture suggestive soit le cinquième degré du Dr Bernheïm et peut-être à l'obéissance automatique ou sixième degré.

Je mets en œuvre cette suggestibilité de la manière suivante : « Vous pouvez allonger vos doigts, les plier, les écarter, les rapprocher à volonté ; vous travaillerez sans que vos mains se fatiguent. »

Je continue pendant une demi-heure.

Cette première séance a lieu le 15 juin ; séances identiques le lendemain 16, le 18, le 22. Ce jour l'amélioration est sensible ; il y a plus de force dans les mouvements de préhension, de flexion et d'extension ; seuls, les mouvements latéraux se font avec difficulté.

Séances le 25, le 29 : la force augmente, tous les mouvements se font mieux.

Séances 9 juillet, 13, 23 ; la guérison est à peu près complète ; le malade a pu accepter des travaux d'écriture à faire chez lui, mais la main se fatigue rapidement ; je lui fais la suggestion qu'il écrira facilement et sans se fatiguer.

Le malade devra revenir de temps en temps tous les quinze jours, en moyenne, jusqu'à nouvel ordre, pour parfaire sa guérison et la maintenir.

Remarque. — Particularité de cet exemple : pas de suggestibilité apparente d'abord ; hypnotisation rapide et suggestibilité réelle pendant le sommeil hypnotique.

Obs. et ex. n° 11

Madame L..., 20 ans, mariée depuis peu, est enceinte de quatre mois environ. Dès le second mois de la grossesse elle a eu quelques vomissements. Se produisant au moment des repas et leur cause étant connue, ceux-ci provoquent les rires et les plaisanteries de la famille ; la femme elle-même participe à la joie générale ; elle se remet à manger, tient bon tant qu'elle peut et finit par garder une partie de ce qu'elle a ingéré.

Mais bientôt la situation se modifie ; les vomissements sont plus fréquents, plus pénibles, perdent leur régularité et surviennent en n'importe quels moments ; la femme commence à se désespérer et la tristesse l'envahit ; on s'inquiète autour d'elle et on demande conseil au médecin de la famille.

Celui-ci ordonne sans succès les médicaments appropriés et usités en pareille circonstance ; et comme le dépérissement augmente et que les accidents paraissent s'aggraver, il laisse entendre qu'une intervention opératoire s'imposera peut-être à bref délai.

La malade m'est amenée et je propose au mari d'essayer de la suggestion hypnotique ; la proposition est acceptée sur mon affirmation qu'il n'y a aucun danger à redouter ni pour la mère ni pour l'enfant.

La femme étant assise et parfaitement à l'aise, je pose mes deux mains sur sa tête, les deux pouces sur les bosses frontales, les paumes et les autres doigts sur le crâne. Je la regarde bien en face et je lui dis de fixer son regard entre mes deux sourcils sans remuer.

Presque aussitôt les pupilles se dilatent de façon démesurée, les yeux se convulsent par en haut et les paupières se ferment brusquement.

L'hypnotisation vient de se faire presque subitement.

Suggestions curative : « Vous ne vomirez plus; vous aurez de l'appétit et de la gaieté ; vous mangerez de tout sans vomir, vous n'aurez aucune crainte, la digestion se fera bien ; vous allez reprendre votre embonpoint, vous êtes contente, vous êtes guérie ».

Je répète cinq ou six fois et j'ordonne le réveil sans surprise et sans fatigue. La malade reprend aussitôt son état normal, elle semble se demander ce qui a bien pu se passer ; elle déclare ne se souvenir de rien et ne rien comprendre à ce qui lui est arrivé.

L'ensemble de l'opération n'a pas duré plus de dix minutes. Je conseille une potion contenant une faible dose d'hydrate de chloral et dont il faudra prendre une cuillerée ordinaire, le soir, en se couchant ; la potion est absolument anodine et doit venir en aide à la suggestion. Toute autre prescription aurait rempli le même but.

La guérison a été immédiate et définitive ; la grossesse a suivi son cours régulier.

Remarques.— Il ne faudrait pas conclure de cet exemple que la suggestion arrêtera toujours les vomissements incoërcibles de la grossesse ; il est probable qu'elle sera impuissante s'ils se rattachent à quelque lésion utérine ou à quelque complication organique.

Dans le cas actuèl, je crois que le mal était entretenu par une auto-suggestion inconsciente, occasionnée par la violence des accidents chez une primipare, étonnée et fortement émotionnée de leur persistance.

La suggestion agira certainement dans tous les cas analogues ; elle ne réussira pas toujours complètement en une seule séance. Il est rare, en effet, de rencontrer des sujets aussi profondément suggestibles et hypnotisables que madame L.. On obtiendra, le plus souvent, un état somnambuloïde et trois ou quatre séances de durée moyenne seront nécessaires. En aucun cas il n'y a aucun risque à courir.

J'ai rapporté l'observation ci-dessus, principalement au point de vue hypnotique et opératoire, pour donner un exemple de sommeil somnambulique profond, obtenu presque instantanément.

Quant au procédé employé, qui est fort simple, il ne faut pas s'étonner de la rapidité de son action : chez un sujet bien suggestible et hypnotisable, *toute méthode réussit,* quand il n'y a pas d'hésitation chez l'opérateur et surtout quand le sujet, intelligent, se livre avec une entière confiance.

Obs. et ex. n° 12

Madame S..., 27 ans, orpheline de père et de mère de fort bonne heure, a vécu longtemps avec deux sœurs plus jeunes, qu'elle a dû élever et entretenir par son travail. Sa vie, jusqu'à ce jour, a été laborieuse, pénible, pleine de vicissitudes. De corpulence moyenne et de belle taille, elle semble forte et vigoureuse. En ce moment elle est cigarière.

Mariée depuis cinq mois et demi, elle est enceinte de plus de trois mois.

Elle vient consulter pour une tumeur du sein gauche dont elle s'est aperçue hier matin. Cette tumeur est située profondément et son volume est celui d'un petit œuf de poule ; elle est constituée par un engorgement lymphatique occasionné par une écorchure du mamelon ; rien de grave ; le pronostic est tout à fait bénin.

Interrogée, madame S... se rappelle qu'autrefois elle a eu des accès de somnambulisme naturel ou spontané ; elle se levait la nuit, pendant son sommeil, et se promenait quelquefois pendant une heure et même deux. Il semble que cette première affection a disparu.

La malade a été fortement émotionnée en découvrant sa tumeur ; elle s'est effrayée et il en est résulté deux attaques de nerfs successives qui ont duré un quart d'heure chacune environ ; elle ne s'est pas mordu la langue.

Elle déclare avoir eu une première attaque il y a six ans, époque à laquelle elle a perdu une de ses sœurs ; la seconde aurait eu lieu trois jours avant son mariage ; depuis lors elle a encore eu trois autres attaques ; la cause de ces accidents lui est complètement inconnue.

Elle présente de l'anesthésie pharyngée ; et elle souffre souvent d'une douleur fixe au sommet du crâne ; autrement dit, elle a le clou hystérique ; en réalité il s'agit d'hystérie. Mais ce n'est pas pour cela qu'elle vient à la consultation ; c'est pour sa tumeur.

Je lui prescris une pommade à l'onguent napolitain belladoné et je la soumets à la suggestion hypnotique.

La malade étant debout, je lui ferme les yeux et lui enjoins de les tenir bien fermés ; je fais quelques passes rapides de haut en bas sur les paupières en appuyant légèrement. Puis, passant derrière elle, je présente mes deux mains, les doigts allongés et un peu fléchis, au niveau des omoplates, *sans contact*.

Au bout d'une demi-minute, il y a attraction en arrière et la malade s'écrie qu'elle se trouve mal. Je la rassure et je la soutiens en mettant une main au milieu du dos, l'autre sur la poitrine ; et je lui dis fortement : « Ce n'est rien, ouvrez les yeux, réveillez-vous ».

Elle reprend son état normal et fait cette réflexion : « C'est très drôle ».

Je la fais asseoir dans un fauteuil aussi confortablement que possible ; je place la main gauche sur son front, le pouce entre les deux sourcils, les autres doigts dirigés vers le haut et je lui présente l'index de la main droite à regarder.

Au bout de deux ou trois minutes, des mouvements d'oscillation apparaissent dans les pupilles, puis une dilatation énorme et persistante ; je m'aperçois que les rayons visuels n'aboutissent plus à mon doigt, qu'il n'y a pas le moindre strabisme et que le regard est fixe. Je retire mon index et j'enlève la main du front ; rien ne bouge, la malade est en état de catalepsie : la respiration est régulière, le pouls fonctionne bien, mais les bras et les jambes sont raides ; le corps entier semble rigide.

Je présente de nouveau mon doigt et je fais la suggestion suivante : « Regardez le bout de mon doigt, regardez-le bien. »

Les deux globes oculaires font un mouvement, la dilatation des pupilles diminue et le regard se dirige vers le doigt : la catalepsie a disparu, les membres sont souples.

Mais la raideur générale ne tarde pas à se reproduire, en même temps que la fixité du regard et la dilatation complète des pupilles.

Je clos les paupières pendant un moment, je les soulève ensuite et je vois que les pupilles se sont contractées en partie. Je referme.

Le bras soulevé persiste dans la position et l'attitude que je lui donne : c'est la catalepsie suggestive de l'Ecole de Nancy ; je réalise avec la plus grande facilité la rotation des poignets et la contracture.

Je m'en tiens là, ayant pour habitude, chez les malades, de ne pas essayer la production d'illusions, ni d'hallucinations ; mais je suis certain d'avoir affaire à un sujet d'une suggestibilité exceptionnelle et d'un état hypnotique très élevé non plus somnambuloïde mais somnambulique.

Je procède aux suggestions curatives et je suggère la disparition des attaques et de la tumeur. Le surlendemain, deuxième visite ; il n'y a pas eu d'attaque et la tumeur a diminué de moitié ; séance de suggestion, sans préliminaires, après occlusion directe des yeux.

Au bout de trois jours on vient m'informer que la malade est guérie et qu'elle est partie à son travail.

Remarque. — Cet exemple est remarquable par les incidents de l'hypnotisation. L'état hypnotique produit tout d'abord sans suggestion verbale et sans autre suggestion apparente est celui de catalepsie ; l'occlusion des yeux a amené un état léthargoïde qui, presque aussitôt, s'est transformé en somnambulisme. Nous sommes en plein dans un des cas de Charcot. Mais il est à remarquer que pour rompre la catalepsie, l'occlusion des yeux n'est pas indispensable puisque la suggestion vocale, l'ordre de regarder le bout de l'index a détruit l'état cataleptique produit au début.

Ces phénomènes de catalepsie primordiale se reproduisent bien plus souvent qu'on ne le pense ; mais ils sont parfois très difficiles à observer ; on ne les reconnaît pas et on ne constate que le résultat final qui est constitué par un état somnambuloïde ou somnambulique.

Voici l'opinion du Dr Bottey, ancien interne de la Salpêtrière : « Chez tous les sujets qui passent par toutes les phases de l'hypnotisme (catalepsie, léthargie, somnambulisme), la catalepsie est toujours le premier état observé ; mais il faut savoir le saisir, car il n'est que transitoire et fait rapidement place à la léthargie pour peu que l'on prolonge le procédé opératoire. Si l'on veut, en effet, produire la catalepsie d'une façon primitive sur la fixation du regard ou d'un objet quelconque, il faut saisir le moment où les yeux du sujet deviennent fixes, en même temps que les conjonctives s'injectent, et éloigner *aussitôt* de lui ou enlever l'objet fixé ; dès lors l'état cataleptique est établi. « (Bottey, *Magnétisme animal*. Paris, 1884).

Que l'on conserve la catalepsie ou qu'on la transforme en somnambulisme (ce que je crois préférable) par l'occlusion des yeux ou par le réflexe du vertex, la suggestion curative pourra toujours s'exercer avec profit.

Du reste, l'exemple que je viens de rapporter est tout à fait exceptionnel.

Je n'ai pas l'intention de détailler des exemples ou des observations pour tous les cas qui peuvent se rencontrer dans la pratique. Ceux dont j'ai donné la description me semblent suffire pour bien indiquer la marche à suivre dans les circonstances les plus diverses ; ils offrent, les uns et les autres, des particularités qui, bien comprises, permettront au praticien inexpérimenté, n'ayant jamais assisté à des séances de suggestion et n'ayant jamais essayé par lui-même, de se tirer d'affaire en toute occasion et d'être utile à ses malades.

En se reportant à tout ce qui vient d'être exposé, on pourra aisément reconnaître la suggestibilité et la développer jusqu'au maximun dont le sujet est susceptible, pourvu qu'on ait la volonté et la patience d'y employer tout le temps nécessaire.

Il sera facile de constater l'état hypnotique et d'apprécier son intensité, de fixer le degré occupé dans l'échelle depuis la somnolence la plus légère jusqu'au somnambulisme le plus profond.

Les classifications établies par le Dr Liébeault et par le professeur Bernheïm sont faciles à comprendre et à retenir ; elles suffisent généralement ; les faits exceptionnels qui ne s'y rapporteraient pas pourront toujours être rapprochés de l'un des degrés indiqués dans ces classifications.

Peu importe, d'ailleurs, que le cas à traiter soit régulier ou non ; ce qui est essentiel, c'est de savoir constater qu'il y a effet hypnotique et de reconnaître que la suggestion peut avoir prise sur l'organisme du malade et l'influencer favorablement.

Les modes opératoires sont simples et généralement rapides ; avec un peu d'habitude on acquiert vite l'intuition de la manœuvre à exécuter. Avec de la prudence on ne peut avoir d'échec.

Lorsque le malade ne présente pas de suggestibilité apparente et ne semble pas hypnotisable, que tous les essais ont échoué, il ne faut pas le décourager ; on peut le renvoyer au lendemain ou à un autre jour, car tel qui ne subit pas l'influence aujourd'hui la subira demain.

On peut toujours essayer de la suggestion à l'état de veille, surtout quand il y a bonne volonté, foi et confiance dans le pouvoir de l'opérateur. Cependant, si celui-ci a la quasi-certitude de ne pouvoir être utile, il doit expliquer au malade que son infirmité n'est pas du ressort de l'hypnotisme ; il faut, bien entendu, le faire avec les plus grands ménagements pour ne pas le désespérer.

On ne doit pas, non plus, être trop enthousiaste et vouloir, quand même et toujours, se servir de la suggestion et de l'hypnotisme en toute circonstance ; il faut, quand ce n'est pas nécessaire, savoir s'en dispenser et résister aux sollicitations.

Tout en utilisant l'hypnotisation, le vrai médecin ne doit pas oublier qu'il est médecin avant tout ; il ne doit pas renoncer aux règles de son art et aux bénéfices que les médicaments peuvent lui offrir ; il est avantageux de venir en aide à la suggestion par les ressources que peuvent fournir la pharmacie, l'électricité, l'hydrothérapie, etc..

Enfin, méfiez-vous de la suggestion involontaire ; faites bien attention à vos paroles, à vos gestes ; surveillez-vous avec soin ; n'oubliez pas que toute l'attention du malade qui réclame votre intervention est tout entière concentrée sur votre personne ; tout ce que vous dites, tout ce que vous faites produit sur son cerveau, une impression qui peut être durable ; il ne faut pas que, par votre inattention, cette impression cérébrale puisse devenir nuisible.

Tout en vous méfiant, tout en vous surveillant, ayez cependant une confiance absolue dans la suggestion, car elle domine tout et toujours.

C'est une arme à deux tranchants qui peut être dangereuse, mais avec laquelle vous opérerez des miracles si vous savez vous en servir avec intelligence et avec une sage précaution.

X

COMPLÉMENTS

L'hypnotisme est, pour beaucoup de personnes, un simple objet de curiosité et un prétexte à expériences récréatives, soit publiques, soit privées.

Entre des mains inhabiles, ces expériences peuvent avoir des inconvénients et j'estime qu'il serait préférable de s'en abstenir.

Cependant, comme l'on est obligé de subir ce que l'on ne peut empêcher, il me semble utile de signaler quelques précautions à prendre, et de poser quelques règles opératoires dont on ne doit pas se départir.

Que les expériences soient simples ; qu'elles se bornent à des suggestions faciles et nullement compliquées, dans le genre de celles que j'ai décrites pour la constatation des différents degrés de l'hypnose.

Il sera prudent de ne pas opérer avec des sujets trop nerveux ou atteints de quelque maladie organique telle, par exemple, qu'une affection du cœur.

Chaque fois qu'une suggestion aura été faite, qu'elle se soit ou non réalisée, la détruire par une suggestion contraire avant de passer à autre chose.

Quand la séance sera terminée ou sur le point de prendre fin, suggérer fermement au sujet qu'il ne pourra jamais être influencé sans son consentement.

Se garder, autant que possible, des suggestions à accomplir plus tard, dans un temps plus ou moins éloigné, à moins que ce ne soit dans un but thérapeutique.

Se bien surveiller soi-même pendant l'opération et défendre au sujet de se préoccuper de ce qui se passe autour de lui ; car l'hypnotisé demeure en rapport, très souvent, avec les personnes qui ont assisté à l'hypnotisation, des suggestions anormales peuvent résulter de la conversation de ces personnes ou de leurs réflexions ; ces suggestions pourraient, par la suite, occasionner des souvenirs ou des actes imprévus.

Je conseille surtout de ne pas pousser jusqu'aux états somnambuliques vrais, de ne pas provoquer des hallucinations, de ne jamais faire des suggestions pénibles, douloureuses ou désagréables.

On a constaté, dans mes observations-exemples que la suggestion peut posséder une puissance.

énorme, même dans les états légers, somnambuloïdes ; on a pu remarquer aussi que son action n'est pas toujours immédiate et ne se manifeste que plus tard ; aussi, la circonspection la plus attentive doit être recommandée et observée quand on veut user de l'hypnotisme, en réunion publique ou dans un cercle privé.

Toute impression faite sur le cerveau, si faible qu'elle soit, peut laisser une trace, amener une réaction ultérieure, reproduire peut-être à l'improviste, comme effet morbide, ce qui avait d'abord paru n'être qu'un amusement inoffensif.

Et ce n'est pas seulement le sujet qui peut être exposé à des influences fâcheuses ou anormales ; c'est aussi l'opérateur et les assistants, surtout s'ils présentent, comme cela est ordinaire, une certaine suggestibilité.

Si l'on admet l'influence de la force nerveuse d'un organisme sur la force nerveuse d'un autre, il ne faut pas oublier cette règle fondamentale : c'est qu'il peut y avoir réciprocité, que toute action donne lieu à une réaction, que toute force mise en œuvre entraîne une dépense, qu'il peut y avoir un choc en retour provenant de l'organisme influencé.

Ces assertions se comprendront facilement par un exemple.

On donne le nom de *cumberlandisme* (du nom de M. Cumberland, un liseur de pensées qui vint à Paris en 1884) à un ensemble d'expériences dont les principales consistent à découvrir un objet caché, à aller prendre un objet auquel on pense et à le faire transporter autre part, etc.

A cet effet, le sujet ayant les yeux bandés et se trouvant plongé dans un certain degré d'hypnose qui le rend plus perspicace, ou même à l'état de veille complète mais attentive, l'opérateur le prend par la main, par le pouce ou par le petit doigt et pense *exclusivement* et *fortement* à l'acte qui doit être exécuté, à l'objet qui doit être cherché ou découvert.

L'opérateur est certainement influencé par l'activité et la fixité de sa propre pensée et d'autant plus qu'il est plus capable de concentrer son attention sur le but de l'opération ; il éprouve une auto-hypnotisation inconsciente. En réalité, c'est lui qui est le vrai sujet ; sans s'en douter il conduit le sujet apparent et lui indique ce qu'il a à faire ; il n'y a pas du tout transmission mentale de la pensée comme on pourrait le croire et comme on le croit généralement ; mais le sujet, surtout après quelques exercices, comprend ce qu'on attend de lui par les mouvements insensibles ou inconscients de son conducteur.

« Il suffit de s'exercer pendant une soirée pour en faire autant que le fameux devin ; car malgré tout ce qu'on a publié d'extravagant sur ce sujet, il ne s'agit même pas d'une finesse particulière du tact ni des changements du pouls, ni des vibrations imperceptibles ; il faut savoir aller où l'on nous mène, voilà tout ». (Ochorovicz, *Suggestion mentale.*)

Des explications scientifiques et physiologiques du cumberlandisme ont été fournies par M. Gley et par M. Richet à la suite d'expériences faites avec des appareils enregistreurs ; elles rappellent et confirment les expériences et les explications de Chevreul, en 1854, sur les tables tournantes.

De tout ceci il résulte que l'opérateur, surtout s'il est improvisé et inexpérimenté, peut se trouver en jeu aussi bien que le sujet. En outre, il est fréquent de voir quelques-uns des assistants tomber spontanément dans un état hypnotique plus ou moins prononcé et il peut arriver que les paroles ou les réflexions que provoquent les expériences, constituent, pour eux, des suggestions non prévues.

Je conclus qu'il est préférable d'abandonner les expériences récréatives.

Entre des mains exercées, dans un but pratique, surtout quand il s'agit d'être utile à un malade, l'hypnotisme ne présente aucun danger et ne peut avoir que des avantages ; les suggestions sont bien définies, bien arrêtées à l'avance et l'hypnotiseur se laisse rarement entraîner par l'esprit de curiosité.

Il faut donc réserver l'emploi de l'hypnotisme et de la suggestion aux seuls médecins, ou, tout au moins, aux gens de grand sang-froid, au caractère ferme, peu enclins aux émotions.

Ceci dit, j'ajouterai, pour l'instruction de mes lecteurs, quelques détails concernant certains phénomènes rares obtenus à l'aide de sujets exceptionnels, savoir ; *l'hypnotisation à distance, la transmission de la pensée, la suggestion mentale, la lucidité.*

Je les examinerai brièvement.

A. L'*hypnotisation à distance* est la possibilité de faire prendre l'état hypnotique à quelqu'un, sans le prévenir, à son insu, et quelle que soit la distance.

Quand un sujet a été hypnotisé plusieurs fois, que sa suggestibilité, vis-à-vis d'un opérateur, est exaltée, il est possible de réaliser quelquefois cette hypnotisation ; un petit nombre de faits semblent le démontrer.

A Nancy, MM. Beaunis et Liégeois en ont au moins un cas à leur actif, cité par le Dr Liébeault dans sa *Thérapeutique suggestive.*

Mais les expériences les plus célèbres sont celles du baron Du Potet, à l'Hôtel-Dieu de Paris, en novembre 1720.

Une demoiselle Samson, sous le contrôle d'un groupe de professeurs et de médecins, fut, à plusieurs reprises, à des heures et à des jours différents, plongée dans le sommeil magnétique par Du Potet qui était enfermé dans une chambre voisine, à l'insu de la malade ; l'auto-suggestion ne pouvait être invoquée, car l'effet magnétique ne se produisit jamais que lorsque l'opérateur se mit en action.

B. La *transmission de la pensée* consiste soit dans l'hypnotisation à distance, soit dans l'exécution d'une suggestion faite aussi à distance, soit dans l'obtention d'une réponse à une question faite mentalement, etc.

Elle a pu être réalisée par quelques sujets très suggestibles et entraînés par de précédentes hypnotisations.

Les expériences dites du Hâvre, en 1886, de MM. le Dr Gibert et Pierre Janet, sont concluantes. A plusieurs reprises, Mme B... femme de la campagne, âgée d'environ cinquante ans, a pu être hypnotisée à distance et diverses suggestions faites mentalement, de loin, ont été réalisées complètement ou en partie.

Théoriquement, on conçoit que la transmission de la pensée est un fait réel si l'on admet l'action inductive d'un organisme sur un autre, comme un courant électrique agit sur un autre courant ou sur un circuit fermé, comme un aimant influence un autre aimant, un barreau d'acier ou de fer doux.

Cependant on peut, très souvent, l'expliquer par l'état de sensibilité spéciale dans laquelle se trouve le sujet, par l'exaltation que ses sens ont pu acquérir, notamment le tact, l'ouïe et l'odorat, les yeux étant clos.

Dans le somnambulisme profond, le sujet dressé et habitué par des expériences répétées, devine la pensée de l'hypnotiseur à un signe imperceptible pour tous ; toutes ses facultés intellectuelles, toute l'attention exagérée de ses sens se concentrent sur lui. Même les yeux bandés, le sujet a conscience du moindre geste, du moindre mouvement ; il est en relation avec l'hypnotiseur par l'odorat, par le sens musculaire ; il l'entend marcher, parler à voix basse à une distance plus ou moins éloignée.

On ne doit donc pas douter de la réalité du fait ; tous les sujets ne sont pas aptes à sa production mais il en existe quelques-uns et cela suffit.

C. Suggestion mentale. Son existence est démontrée par les expériences ci-dessus, de l'Hôtel-Dieu et du Hâvre ; car, évidemment, l'hypnotisation à distance s'accompagne d'une suggestion mentale.

Des exemples de suggestion mentale ont été donnés par Puységur dès 1784 et, depuis, par divers observateurs.

M. Richet, en 1885, a émis l'idée suivante : « Si la suggestion mentale existe à un degré exceptionnel chez quelques sujets rares, elle doit exister à un degré plus ou moins imperceptible chez tout le monde ». « Ce qui est imperceptible dans un fait isolé peut être rendu palpable par une addition de faits. Et en comparant les résultats de la statistique à ceux que fournit le calcul des probabilités, on doit prouver la réalité ou la non-existence du phénomène ».

Les expériences ont été variées d'une foule de manières sur des sujets hypnotisés et sur des sujets à l'état de veille non hypnotisables.

Voici la conclusion de Richet : « S'il fallait opter pour la réalité et la non-réalité de la suggestion mentale, je laisserais le hasard décider ; mais je donnerais deux chances à l'hypothèse que la suggestion existe et une chance seule à l'hypothèse contraire ».

On peut faire quelques expériences analogues à celles de Richet avec des cartes à jouer demander au sujet, hypnotisé ou non, de deviner, par exemple : si la carte est rouge ou noire ; à laquelle des quatre catégories, trèfle, pique, carreau, cœur, elle appartient ; quelle est la valeur de la carte, as, roi, dix... ; quelle est la carte ?

C'est une récréation inoffensive ; les probabilités de divination, pour un jeu de trente-deux cartes, sont pour les quatre questions précédentes : 16, 8, 4, 1.

Il y a suggestion mentale quand on regarde la carte soi-même avant que le sujet ait parlé ; quand on ne la regarde qu'après la réponse du sujet il ne peut y avoir suggestion.

On peut faire ainsi deux séries d'expériences différentes.

En faisant un grand nombre d'essais et ajoutant les résultats, on constate qu'avec suggestion mentale les réussites sont plus nombreuses et que par conséquent, le hasard n'est pas seul en cause.

Il peut arriver que, sans suggestions mentales l'ensemble des opérations donne un chiffre de succès supérieur au chiffre fourni par le calcul : si le fait se reproduit constamment ou le plus souvent avec un même sujet, on sera en droit de conclure que ce dernier est doué d'une lucidité plus ou moins grande.

Les résultats sont encore plus probants lorsque plusieurs personnes agissent ensemble avec la même pensée sur le cerveau d'un seul et même sujet. La réunion de toutes ces forces faibles donne lieu à une résultante plus énergique ; et si l'idée suggérée est suffisamment simple, il y a chance pour qu'elle soit exécutée ; d'ailleurs elle ne le sera pas fatalement ; cela dépend surtout de la suggestibilité particulière du sujet.

D. La *lucidité* est la propriété que possèdent certaines personnes de voir un objet caché ou éloigné, ou de percevoir un fait qui se passe au loin alors qu'il n'y a aucune influence exercée et que d'autres personnes, placées dans des conditions identiques, n'ont pas la même perception.

Des cas nombreux existent de lucidité spontanée à l'état de veille ; exemple : annonce d'un incendie qui a lieu actuellement à une distance de quinze à vingt kilomètres.

Le Dr Liébeault (*Thérapeutique suggestive*) cite le

cas d'une demoiselle qui, à Nancy, le 7 février 1868 à neuf heures du matin eut l'intuition qu'une de ses amies habitant Coblentz, venait de mourir. C'était exact : la personne était morte à huit heures et la nouvelle de son décès n'avait pas été et n'avait pu être transmise à Nancy.

D'autres fois la lucidité est mise en évidence et se développe par l'état hypnotique ; tel sujet hypnotisé, ayant les yeux clos, indique l'heure exacte marquée par une montre, peut lire dans un livre, désigner la nature d'un objet enfermé dans une boîte.

Pour admettre que la réussite d'une expérience est due à la lucidité, il faut bien se mettre en garde contre la suggestion mentale et être certain qu'elle n'a pu intervenir.

La lucidité est due fort probablement à l'acuité excessive d'un ou plusieurs sens, ou bien à l'impressionnabilité exceptionnelle du centre cérébral percepteur ; peut-être aussi à ces deux causes à la fois.

L'action des sourciers qui découvrent les eaux souterraines par le mouvement d'une baguette en forme de fourche tenue entre les mains écartées, se rapporte à la lucidité ; quelques-uns de ces industriels subissent une véritable auto-hypnotisation par la fixité de leur regard dirigé sur le sommet de l'angle de la fourche.

En ce moment, en Syrie, une jeune fille de dix-huit ans, a la singulière faculté de reconnaître les nappes d'eau et les sources dans la profondeur des terres.

« La tête couverte d'un voile noir, elle fixe le soleil avant d'abaisser son regard vers le sol. Non seulement elle voit alors l'eau dans les entrailles de la terre, mais elle distingue la nature des différentes couches de terrains qui la recouvrent ». (*Lectures pour tous, août 1903*).

Toutes ces manifestations font actuellement partie du domaine de la science ; aucune ne possède un caractère merveilleux.

Nos facultés cérébrales sont incomplètement connues et n'ont pas encore été suffisamment étudiées ; elles présentent, selon les individus, des variations multiples.

Chez l'un, la mémoire est prodigieuse, elle est nulle chez un autre ; telle personne qui a de la facilité pour apprendre les langues étrangères ne peut retenir une page d'histoire.

Pascal, à douze ans, inventait la géométrie ; Mozart était compositeur de musique à l'âge de sept ans ; Henri Regnault, à treize ans, exécute un tableau, plein de vie et de mouvement, représentant la bataille de Rocroy ; Fénélon prêchait à l'âge de quinze ans ; Bossuet, à douze ans, fit un sermon à l'Hôtel de Rambouillet ; le grand astronome Herschell voyait les étoiles en plein jour :

le fils de Crésus, muet de naissance, se mit à parler, tout à coup, en voyant son père en danger de mort.

Combien d'exemples on pourrait citer qui démontrent l'existence d'une foule de particularités personnelles, de qualités différentes, innées ou acquises.

Il y a des suggestibilités individuelles comme il y a des prédispositions spéciales ; c'est évident, d'ailleurs, et aucun doute ne peut exister à cet égard.

Faut-il donc s'étonner quand une circonstance anormale se présente ou qu'il survient un événement exceptionnel ?

Un esprit impartial ne saurait, sans faire preuve d'ignorance, en contester la possibilité.

Que les faits ne soient pas toujours suffisamment établis, que les observations n'aient pas toujours une exactitude rigoureuse, que les expériences ne soient pas toujours d'une précision absolue, je veux bien l'admettre.

Eh bien ! accumulons des faits nouveaux, multiplions les observations, varions et répétons les expériences.

Plus tard viendront les explications et les théories.

Elles ne manqueront pas.

En attendant, les chercheurs ont devant eux

un champ immense à fouiller et à cultiver ; la moisson promet d'être fructueuse.

La nature n'a pas encore dévoilé toutes ses forces ni livré tous ses secrets.

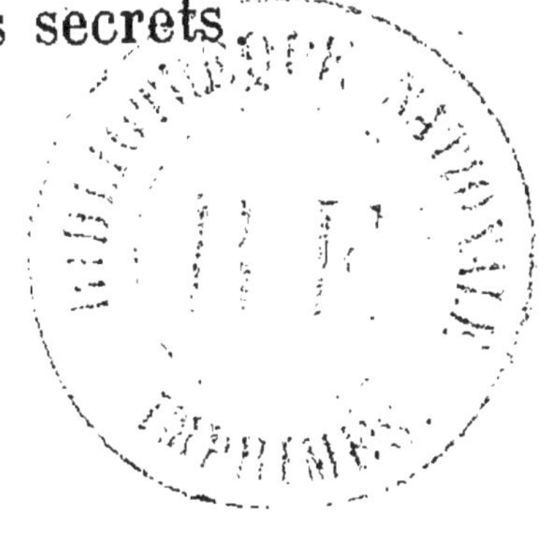

FIN

TABLE DES MATIÈRES

Angoulême. — Imp. L. COQUEMARD et Cie

A LA MÊME LIBRAIRIE

BERGOUIGNAN (Paul). — *Le traitement rénal des Cardiopathies artérielles*. Préface de M. le Dr H. HUCHARD. In-8 de 212 p. 6 «

BOSQUAIN (R.). — *Les applications médicales des courants de haute fréquence*. 1900, in-8, 60 p. 2 50

BILLON. — *Garçon ou fille ? Détermination du sexe*. 1904, 1 vol. in-18, 136 pages. 2 50

BRAYE (Edmond). — *Herpétisme des organes génito-urinaires*. Hygiène et traité de l'herpétisme. 1902, in-8 jésus, 124 p. . 3 »

— *Tuberculose primitive des organes génitaux*. 1902, 1 vol. in-18, 100 p. . . . . 2 »

BOSVIEUX. — *Nature parasitaire de l'eczéma*. 1899, in-8, 64 p. 2 »

BROUSSAIS. — *Ambroise Paré : sa vie, son œuvre*. 1900, in-8, 58 p. 2 50

CAT (A.). — *L'alcoolisme chez la femme*. 1900, in-8, 112 p. . 3 50

DUCOURNAU (F.). — *Des moyens de combattre la dépopulation par la diminution de la mortalité infantile*. 1900, in-8, 107 p. 3 50

FAIVRE. — *Aide-mémoire de pathologie générale élémentaire*, 1900, 1 vol. in-18, 72 p. . . . . 2 »

FERRAND. — *Hémiplégie chez les vieillards*. 1902, 1 vol. in-8, 192 pages avec 6 planches . . . . 6 »

FILLASSIER (A.). — *De la détermination des pouvoirs publics en matière d'hygiène*. Paris, 1902, 1 vol. in-8, 493 p., 2e édition. 15 »

GOTTSCHALK. — *Traitement des plaies*. 1901, 1 vol. in-8, 196 p. 5 »

GUERMONPREZ. — *L'assassinat médical et le respect de la vie humaine*. 1904, 1 vol. in-18, 292 pages . . . . 4 »

LATTEUX. — *Manuel de technique microscopique, ou guide pratique pour l'étude et le maniement du microscope*. 3e édition, 1 vol. in-8, 820 p., avec une planche photographique . . . . . 5 »

LÉGER (G.). — *Du régime administratif des aliénés et des réformes projetées*, 1900, 1 vol. in-8, 146 p. . . . . 5 »

LEPRINCE. — *La myopie : son hygiène, son traitement*. 1901, 1 vol. in-18. avec figures . . . . 3 »

LEPRINCE. — *Tableaux synoptiques de matière médicale*. 1901, 1 v. in-18 . . . . 1 50

LOEW et POZZI-ESCOT. — *L'énergie chimique primaire et la matière vivante*. 1904, 1 vol. in-18, 188 pages . . . . 4 »

LEROUX (L.). — *Pathogénie, diagnostic et traitement des arthrites à pneumocoques*. 1899, in-8, 140 p. . . . . 4 »

MAROIS. — *Guide pratique de l'Assistance médicale gratuite*. 1900, 1 vol. in-8, 398 p. . . . . 4 »

MINIME. — *La médecine anecdotique, historique et littéraire*. 1901, 1902, 1903, chaque année formant un beau vol. in-8, avec figures et planches hors texte . . . . 15 »

PONTICH (E.). — *Nouvelles notes sur la vie*, 1900, in-18, 130 p. 1 50

PONTICH (E.). — *Notes sur la vie*. 1900. 1 vol. in-18. . . . 1 »

POZZI-ESCOT. — *Nature des diastases*. 1903, 1 vol. in-18, 112 p. 3 »

PRON. — *Influence de l'estomac sur l'état mental et les fonctions psychiques*, 2e édition. 1904, 1 vol. in-18, 188 p. . . . . 2 »

ROUSSY (A.). — *Aperçu historique sur les Ferments et les Fermentations normales et morbides, s'étendant des temps les plus reculés à l'année 1900*, 1 vol. in-8 de 438 p. . . . . 7 »

ROUSSY (A.). — *Les progrès de la Science et leurs volontaires délaissés*. 1902, 1 vol. in-8, 182 p. . . . . 4 »

STRAUSS (P.) et FILLASSIER (Alf.). — *Loi sur la protection de la santé publique (Loi du 15 février 1902). Travaux législatifs, guide pratique et commentaire*. 1902, in-18 jésus, 318 p. . . . 6 »

SUARD, Prof. à l'école de méd. navale de Toulon. — *Traité de Séméiologie médicale*. 1900, 1 vol. in-18 jésus, 698 p. av. fig. 16 »

VIGNAUD (Martial). — *Historique de la Paralysie générale*. 1902, 1 vol. in-8, 136 p . . . . 4 »

Angoulême. — Imp. L. Coquemard et Cie

www.ingramcontent.com/pod-product-compliance
Ingram Content Group UK Ltd.
Pitfield, Milton Keynes, MK11 3LW, UK
UKHW012011240726
13965UKWH00002B/300